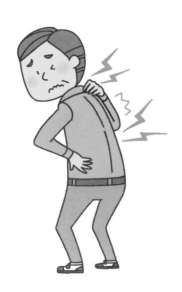

U0217124

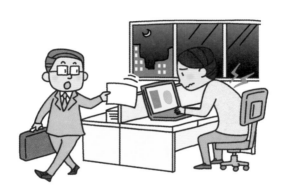

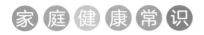

颈痛肩痛背痛防治超图解

[日]手冢正树 主编

王玉英 和文 李春玉 译

中国纺织出版社有限公司

图书在版编目（CIP）数据

家庭健康常识：颈痛肩痛背痛防治超图解 ／（日）
手冢正树主编；王玉英，和文，李春玉译. -- 北京 ：
中国纺织出版社有限公司， 2020.7

ISBN 978-7-5180-7433-4

Ⅰ．①家… Ⅱ．①手… ②王… ③和… ④李… Ⅲ.
①颈肩痛—防治—图解 ②背痛—防治—图解 Ⅳ.
①R681.5-64

中国版本图书馆CIP数据核字（2020）第081664号

原文书名：ウルトラ図解 くび肩背中の痛み
原作者名：手塚正樹
ULTRA ZUKAI KUBI KATA SENAKA NO ITAMI
© MASAKI TEDUKA 2016
Originally published in Japan in 2016 by HOUKEN CORPORATION.
chinese (Simplified Character only) translation rights arranged with
HOUKEN CORPORATION. through TOHAN CORPORATION,TOKYO.
本书中文简体版经HOUKEN CORPORATION.授权，由中国纺织出版社有限公司
独家出版发行。
本书内容未经出版者书面许可，不得以任何方式或任何手段复制、转载或刊登。
著作权合同登记号：图字：01-2018-6171

策划编辑：汤 浩 责任校对：王蕙莹
责任设计：晏子茹 责任印制：储志伟

中国纺织出版社有限公司出版发行
地址：北京市朝阳区百子湾东里 A407 号楼 邮政编码：100124
销售电话：010—67004422 传真：010—87155801
http://www.c-textilep.com
中国纺织出版社天猫旗舰店
官方微博http://weibo.com/2119887771
北京通天印刷有限责任公司印刷 各地新华书店经销
2020年7月第1版第1次印刷
开本：880×1230 1／32 印张：5
字数：90千字 定价：39.80元

凡购本书，如有缺页、倒页、脱页，由本社图书营销中心调换

前　言

肩痛是颈肩、背部等部位出现的不适感、肌肉紧张感和疼痛，是生活中常见的症状。应该说没经历过肩痛的人是很少见的。

人的骨骼结构原本就是支撑着沉重的头部，悬挂着两臂的构造，只是保持身体站立的姿势就常常容易给颈肩部造成负担。在现代人生活中，容易引起肩痛的情况也十分多见。常见案例是长时间保持同一个姿势，或者姿势不正确，因而引起肌肉紧张造成肩痛。另外，缺乏运动、精神压力等，长时间看电脑和手机屏幕引发眼睛疲劳也是重要的原因。可以说现代人的日常生活正被众多的造成肩痛的因素所包围着。

像这样只是普通的日常生活，肩痛也会自然产生。但受肩痛折磨的大部分人只要不是过于严重的症状，是不会去就医的，而是采取一些自我保健或按摩的方式来处理。

肩痛的症状利用按摩等方式能够暂时消除，但很快会复发。为了从根本改善肩痛，必须重新评估自己的生活习惯和姿势特点等，正确把握原因，减少颈肩周围的负担。还有，在肩痛、颈肩周围疼痛中，由颈椎和肩关节疾病为诱因的也很多见。放任不管症状可能会进一步加重。

本书对肩痛的机制和引起肩痛的疾病进行了通俗易懂的解说，详细说明了简单易行并且行之有效的自我保健和生活中预防肩痛的方法，因此请受肩痛折磨的患者务必试一试。

当不适感和疼痛加重，或肩痛仍长期持续时，请尽早就医。以为只是肩痛而置之不理的疼痛，实际上有可能是由其他疾病引起的。

本书如能对饱受肩痛折磨的各位改善症状助一臂之力，将甚为荣幸。

东京都济生会中央医院关节外科主管主任

手冢正树

第1章　颈、肩、背部疼痛

第2章　颈、肩、背部为何会疼痛

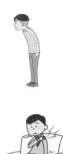

第3章　疾病和外伤造成的颈、肩、背部疼痛

第4章 消除颈、肩、背部疼痛的生活调理

第5章 能自己进行的酸痛疗法

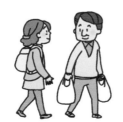

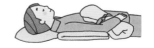

第1章

颈、肩、背部疼痛

许多人受颈、肩、背部疼痛折磨。从骨骼和肌肉等身体构造来分析，目的是为了使大家了解引起这些不适症状的原因。

颈、肩、背部疼痛是人类的宿命？

能忍受？不能忍受？

任何时代都有饱受颈、肩、背部疼痛折磨的人。在日本厚生劳动省进行的"2013年国民生活基础调查"中有关"觉察到的症状"一项，指出"肩痛"的人群中男性显示仅次于腰痛排在第2位，女性则是第1位。男性从30岁、女性从20岁开始有这种症状的人逐渐增多。

所谓的肩痛是指颈、肩、背部肌肉持续紧张状态，从而引起血流不畅，肌肉疲劳的症状。也称"颈肩腕综合征"，颈、肩、背部肌肉会有不协调感、不适感、疲惫、麻木、钝痛等症状。

这些症状究竟为何会发生呢？其实这与身为人类祖先的脊椎动物的进化有很深的关系。

人类祖先与其他脊椎动物一样曾经是四肢爬行。当然，骨骼也是与此相适应的，肩胛骨搭配脊椎的构造。

但是，在进化的过程中从四肢行走变为双腿直立行走，同时沉重的手臂和肩胛骨也从肩部垂下。自然而然地重量压在了肩部肌肉上。而且，直立后的人类重6~7公斤的头部是由颈肩部来支撑的，更是增加了肌肉的负担。

许多现代人苦恼的不适症状也许可以说是人类的宿命。

即便如此，人类也不能继续一直忍受颈、肩、背部的疼痛。我们要探索消除疼痛的方法，争取早日从疼痛中解脱出来。

用语解说　　脊椎动物　身体中轴骨骼是脊椎骨（脊椎）的动物。有鱼类、两栖类、爬行类、鸟类、哺乳类等。

许多人受颈、肩、背部疼痛折磨

按性别区分"察觉到的症状"前3名的症状

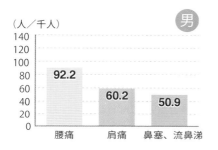

（人／千人）　男

92.2	60.2	50.9
腰痛	肩痛	鼻塞、流鼻涕

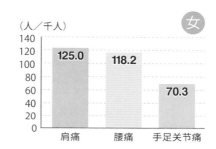

（人／千人）　女

125.0	118.2	70.3
肩痛	腰痛	手足关节痛

* 调查者中不包括住院者，作为分母的家庭人员数则包括住院者

* 摘自日本《厚生劳动省 2013 年国民生活基础调查 报告》

四肢爬行的动物

肩胛骨

脊椎（脊椎骨）

肋骨

稳固支撑沉重的手臂和肩胛骨的构造

双腿行走的人类

脊柱（背骨）

肩胛骨

负担增加

肱骨

肋骨

手臂和肩胛骨、沉重的头部压在了肩部肌肉上

POINT　颈、肩、背部疼痛是人类直立双腿行走的宿命。　→　学习消除疼痛的方法

现代生活环境会诱发疼痛？

颈、肩、背部疼痛是多数日本人都有过的症状之一。这些疼痛在日本人中十分常见，而在欧美人中却很少见到。这和日本人与欧美人的肌肉量不同有很大的关系。

肌肉量少的日本人与欧美人相比，颈、肩、背部肌肉负担较大，容易产生疼痛。可见颈、肩、背部疼痛与肌肉量有关。

确实，肌肉发达健壮的人诉说"肩痛严重"的情况不太多。另外，与男性相比，肌肉量少的女性受肩痛折磨的人比较多。

当然，并不是只有肌肉量才是肩痛的原因。

某项调查中，按年龄调查了受肩痛折磨的人，其结果显示，40~50岁的人数居多，到了肌肉量减少的60多岁数量反而有所下降。由此可见，不仅是肌肉量，忙于工作和抚养孩子这些年龄段特有的生活习惯也与疼痛有很大关系。

就算因为"体质原因"和"忙碌"也不能不管颈、肩、背部的疼痛。疼痛会让生活质量下降。不过，生活习惯是可以自己重新评估，进而改善的。

即使肌肉量少的日本人通过重新评估生活习惯，能够改善颈、肩、背部疼痛。了解引起颈、肩、背部疼痛的主要原因，逐渐地消除疼痛。

什么人容易肩痛？

与欧美人相比日本人肌肉量少！

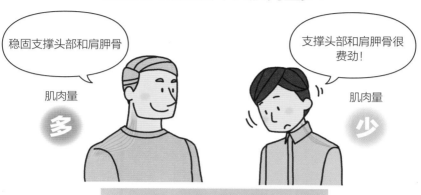

稳固支撑头部和肩胛骨

支撑头部和肩胛骨很费劲！

肌肉量 **多**

肌肉量 **少**

因此日本人肩痛比较多

按性别、年龄区分"肩痛"的诉苦者比率

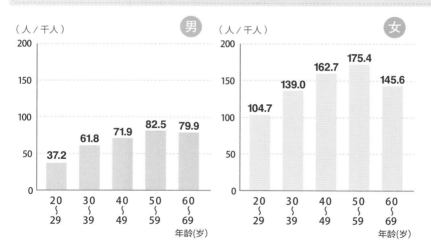

（人／千人）　　　　　　　　　男

年龄(岁)	20～29	30～39	40～49	50～59	60～69
	37.2	61.8	71.9	82.5	79.9

（人／千人）　　　　　　　　　女

年龄(岁)	20～29	30～39	40～49	50～59	60～69
	104.7	139.0	162.7	175.4	145.6

* 诉苦者中不包括住院者，作为分母的家庭人员数则包括住院者
* 摘自日本《厚生劳动省 2013 年国民生活基础调查 报告》

POINT

了解疼痛原因，改善生活习惯！

引起疼痛的主要因素

如前所述，颈、肩、背部疼痛是肌肉持续处于紧张状态，从而引起血流不畅、肌肉疲劳的状态。反过来可以说，如果紧张状态不再继续，这些疼痛就会减少。

这样的紧张状态是由于肌肉不活动，长时间保持相同姿势造成的。特别是在现代，随着电器产品的普及，活动机会不断减少，肌肉紧张状态也就增多了。

上班、上学、开车或乘坐电车时，在办公室使用电脑时一直是同一个姿势。近些年随着智能手机和平板电脑等的普及，长时间以不良姿势消磨时光的情况也大大增多。

这些因素再加上平时缺乏运动，给肌肉造成了越来越多的负担。

不仅仅是不良姿势和缺乏运动，精神压力也成为引起颈、肩、背部疼痛的一大因素。因为精神压力会给自律神经带来很大影响。

自律神经有交感神经和副交感神经。交感神经一兴奋肌肉就紧张，副交感神经占优势的话就会放松，肌肉也会舒展。

肌肉紧张会造成血管收缩，血流量减少。血流量一旦减少，氧气就无法到达肌肉。缺氧会增加乳酸等疲劳物质，肌肉会发生炎症，进而感到疼痛。

对以案头工作为主的职员和白领、卡车或出租车司机、以美容和理发等为职业的人来说，以上这些都是无法避免的主要因素。种种因素往往重叠发生。为了理解颈、肩、背部疼痛，先从观察人体构造开始吧！

 用语解说　　**自律神经**　末梢神经之一，与意志无关独立发挥作用。有促进或抑制调节消化、血流量、出汗等不随意器官的功能。

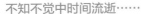

颈部长期紧张导致疼痛！

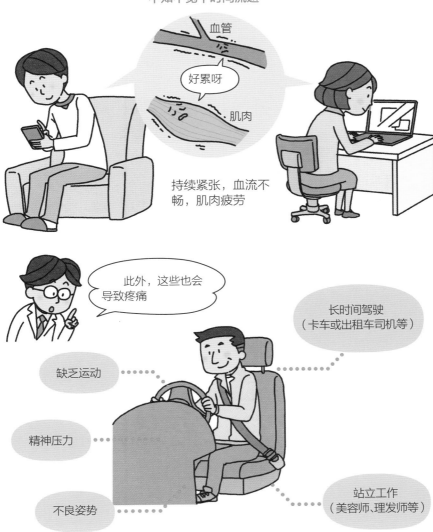

 肌肉紧张 ➡ 血流量减少 ➡ 肌肉缺氧 ➡ 疼痛发作！

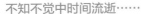
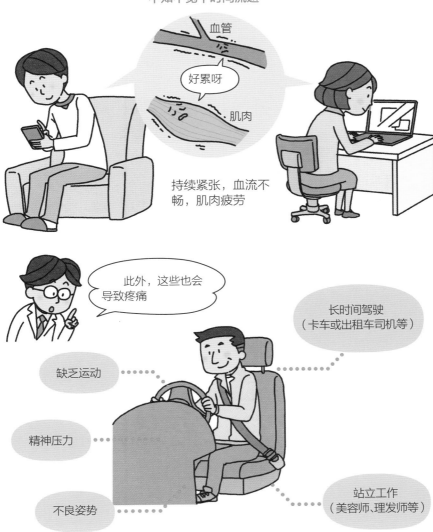

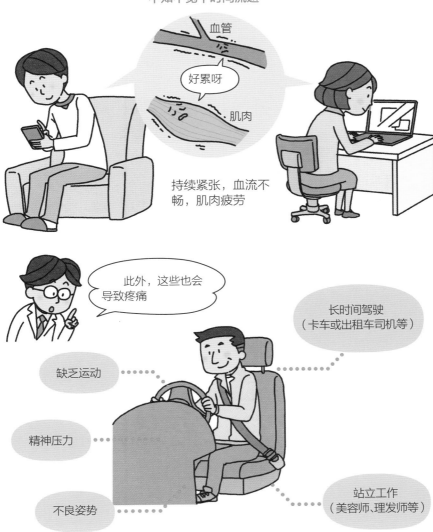

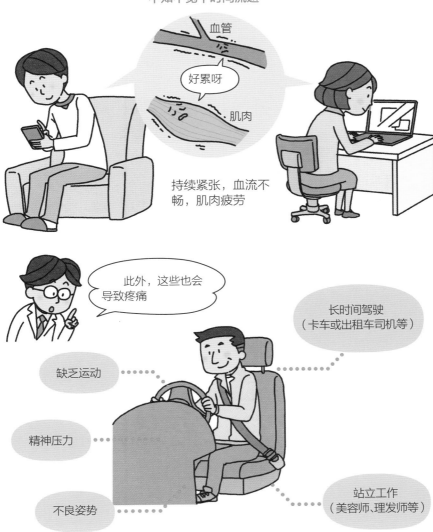

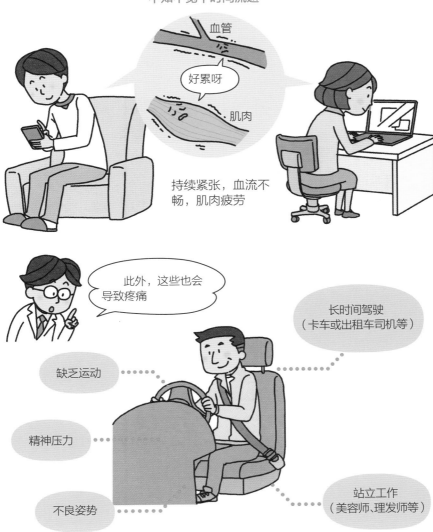

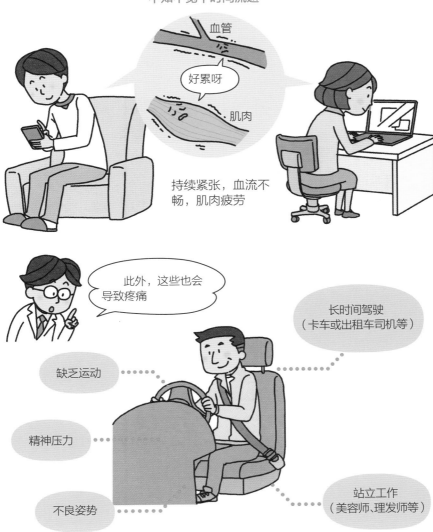

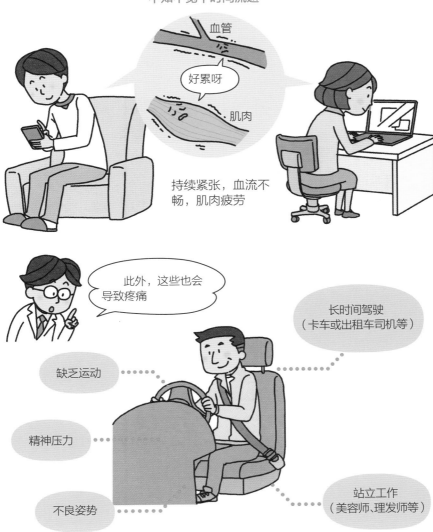

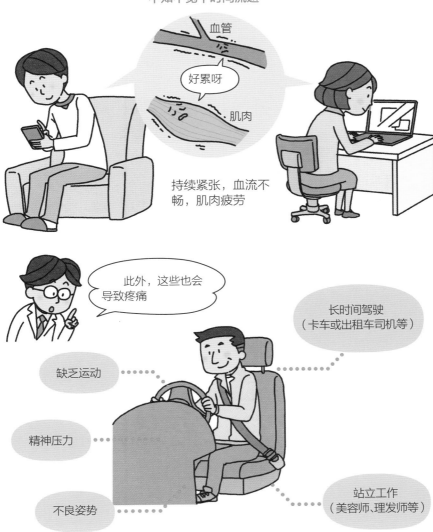

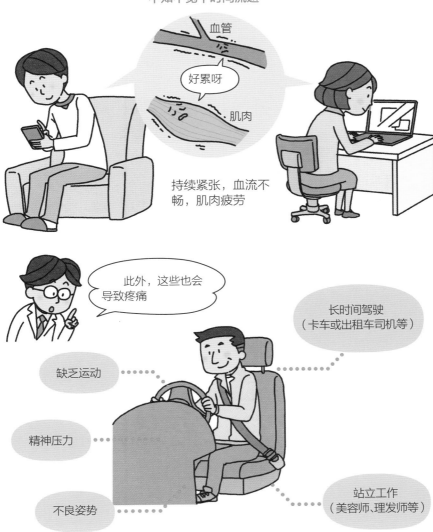

了解颈、肩、背部构造，去除疼痛

脊椎与椎骨的构造

　　颈、肩、背部是由支撑身体的"脊椎"以及支撑脊椎的"韧带"、"肌肉"组成的。脊椎一般又称"脊柱"、"脊椎骨"。脊椎是24个称作"椎骨"的骨头从颅骨延伸到骨盆，支撑着头部、手臂和上半身。脊椎是由"颈椎"、"胸椎"、"腰椎"、"骶骨"、"尾骨"5个部分组成，颈椎有7个椎骨，胸椎有12个椎骨，腰椎有5个。成人五块骶椎融合为1块骶骨、3～4块尾椎融合成1块尾骨。

　　椎骨是圆柱状的，鼓出的一侧是横断面呈椭圆形的"椎体"，背侧有脊髓的通道"椎管（椎孔）"和"椎弓"，椎弓上有"棘突"突出来。

　　椎骨和椎骨之间是椎间盘，减缓给椎骨的冲击，发挥减震作用。椎骨由"韧带"连结，其周围由肌肉支撑。

　　脊椎从侧面看分别是颈部向前、胸部向后、腰部向前、臀部向后呈S形弯曲（生理性弯曲）。

　　人的脊椎并不是出生时就呈S形弯曲。婴儿时期与脊椎动物相同，是双手双脚爬行，因此脊椎整体向后、颈部向前弯曲。

　　之后，人逐渐长大直立行走，为了支撑沉重的头部，腰部向前、臀部向后弯曲，变成了现在的S形弯曲姿势。

　　S形弯曲这种构造可分散上半身的重量，减缓步行等带来的振动或冲击，不会给脑部带来不良影响，有益于人的平衡直立。

 用语解说　　**软骨**　由富于弹性的软骨组织构成的器官，位于关节等处，除了协助骨骼活动之外，还有形成及支撑鼻子和耳朵等功能。

直立姿势的 S 形弯曲

脊椎呈S形弯曲，这被称为"生理性弯曲"

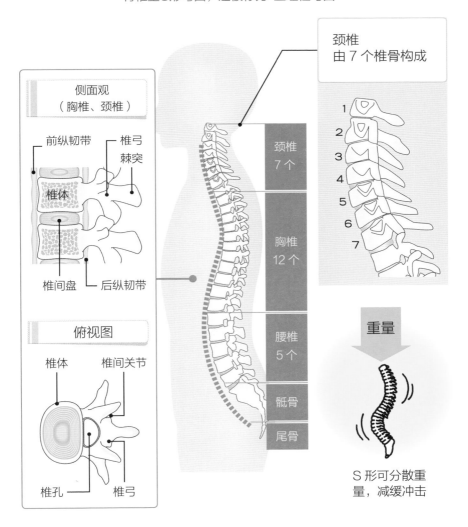

颈椎
由 7 个椎骨构成

侧面观
（胸椎、颈椎）

前纵韧带　椎弓
　　　　　棘突
椎体
椎间盘　　后纵韧带

俯视图

椎体　　椎间关节

椎孔　　椎弓

颈椎
7 个

胸椎
12 个

腰椎
5 个

骶骨

尾骨

重量

S 形可分散重
量，减缓冲击

POINT　能平衡直立都是 S 形弯曲的功劳。

颈椎、椎间盘、竖脊肌的构造

脊椎中作用尤为重要的是颈椎。颈椎由7个椎骨连成伸缩管状，扩大了颈部的活动范围。

颈部可让头部前屈约60度，后伸约50度，左右侧屈约50度，还可以左右旋转约70度看到后方。

头部集中着视觉、听觉、嗅觉等重要的感觉器官，其构造可迅速捕捉必要的外部信息来保护身体。支撑颈部如此流畅运动的是颈椎的椎间盘和"竖脊肌"。

椎间盘位于椎骨和椎骨之间，是富有弹性的圆盘形组织。中央是由胶状物质构成的"髓核"，四周是称作"纤维环"的组织多层围绕着髓核，而且富有弹性。每当颈部弯曲时，椎间盘就会改变形状，吸收头部的重量或是各种冲击。

椎间盘随着年龄增长，其功能也会逐渐下降。椎间盘失去弹性，变薄变硬，不再能承受头部的重量和冲击，椎骨之间互相摩擦，引起磨损、损伤，颈肩部就会产生疼痛。

与椎间盘一起发挥重要作用的是竖脊肌。竖脊肌是颈部周边的肌肉群，从颈部后侧沿脊椎排列在两侧。头部前屈时，竖脊肌伸长起调节作用，防止过度前屈。相反抬起头时，竖脊肌收缩，将头部向上抬起。

竖脊肌通常支撑着6~7公斤的头部，调节其活动，负担很重，容易疲劳。案头工作和智能手机的操作等长时间保持低头姿势的话，竖脊肌就会陷入过度伸长的状态，引起颈、肩、背部的疼痛。

 颈椎　是脊椎的一部分，由7个椎骨构成。连接最上面颅骨的部分是寰椎，其下称"枢椎"，支撑着颈部的较大活动。

颈椎、椎间盘、竖脊肌的构造

颈部能做复杂的动作

●前屈约60度

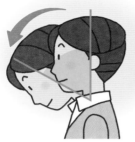

●后伸约50度

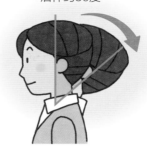

●左右侧屈约50度

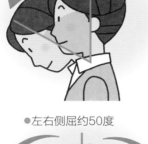

●左右旋转约70度

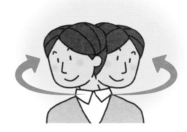

能做复杂动作的是支撑头部的"竖脊肌"

抬起头时	头部前屈时

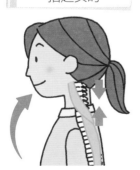

竖脊肌收缩，头部立刻就能立起来

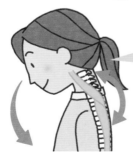

竖脊肌伸长，头部就能前屈

保护椎骨起缓冲作用的椎间盘

头部直立时支撑重量

头部屈伸时灵活地改变形状，起保护作用

肩背部的骨骼构造

肩部与颈部相同，活动范围也很广。肩部主要是由"肱骨"、"肩胛骨"、"锁骨"构成，可进行上下、左右、前后、旋转等各种动作。这些动作之所以实现在于其周边的"关节"。

肩部左右均有"肋骨关节"、"胸锁关节"、"肩锁关节"、"肩峰下关节"、"盂肱关节"、"胸肋关节"、"肩胛胸廓关节"7个关节。

盂肱关节一般称"肩关节"，是活动范围最广的关节。盂肱关节是由后背上部左右的"肩胛骨"和两臂上的"肱骨"构成的。

肱骨前端呈球形的骨头刚好陷入肩胛骨的低洼处（肩胛骨关节窝），故盂肱关节可以自由活动。另外，由于结合处很浅，肱骨容易脱落，所以容易脱位是其缺点。而且一旦脱位，之后容易复发，进行与人肩部相撞的橄榄球等运动的人请一定要多多注意。

肩部平时悬挂着约占人体1/8重量的两臂，可说是负担很大的部位。

肩胛骨是第2肋骨到第8肋骨间存在的倒三角形的骨头。左右各1个，在盂肱关节和肩峰下关节中与肱骨接连，在肩锁关节中与锁骨接连。

肩胛骨周围肌肉重合，与上半身一起连动。如果肩胛骨活动受损，可能会诱发颈、肩、背部疼痛。

锁骨连着胸廓前面的"胸骨"和肩胛骨构成肩部，胸骨侧是胸锁关节接连，肩胛骨侧是肩锁关节接连。人类和猿猴拥有锁骨，即便是小孩子手臂也能抱住父母，不过牛、马等哺乳类动物的锁骨已经退化。

 胸廓 由肋骨、胸椎、胸骨构成，是形成胸部的一部分。胸廓内有连接心脏的血管、肺、食道等。

支持手臂活动的肩背部骨骼

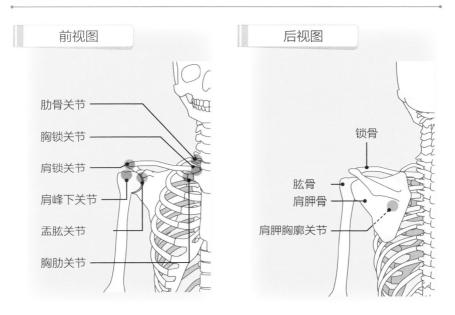

| 前视图 | 后视图 |

前视图
- 肋骨关节
- 胸锁关节
- 肩锁关节
- 肩峰下关节
- 盂肱关节
- 胸肋关节

后视图
- 锁骨
- 肱骨
- 肩胛骨
- 肩胛胸廓关节

多个关节组合，手臂才能自由活动

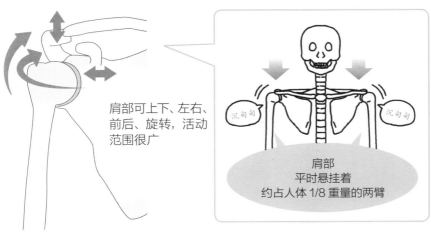

肩部可上下、左右、前后、旋转，活动范围很广

沉甸甸　沉甸甸

肩部
平时悬挂着
约占人体 1/8 重量的两臂

肩部结合浅，可自由活动，但肱骨容易脱落。

骨骼与肌肉的关系

控制颈部与手臂复杂运动的是与骨骼连动的肌肉"骨骼肌"。左右对称覆盖于身体表面的肌肉称"浅层肌肉", "浅层肌肉"下面的肌肉称"深层肌肉"。

颈肩背部的浅层肌肉有从颈部后面覆盖肩胛骨的"斜方肌"、从耳下延伸到锁骨的"胸锁乳突肌"、包裹盂肱关节的"三角肌"、覆盖背腰肋部的"背阔肌"等。

深层肌肉有位于斜方肌之下,将肩胛骨拉到内侧的"大菱形肌"和"小菱形肌",从颈侧延伸到肩部,抬起肩胛骨支撑头部的"肩胛提肌"等。这些骨骼肌为身体流畅运动发挥着重要的作用。特别是浅层肌肉创造了身体的流畅运动,深层肌肉则有支持各种各样的运动、保持正确姿势的功能。如果深层肌肉的负担过重,不能支撑身体,浅层肌肉就会过来帮忙,从而产生"酸痛"。

比如使用电脑和智能手机时,略微低着头,身体呈前倾的姿势。一直保持这个状态,长时间支撑沉重的头部,深层肌肉的肩胛提肌和竖脊肌等也是长时间保持紧张的状态,进而产生肌肉疲劳。这种肌肉疲劳也会给浅层肌肉的斜方肌造成负担,引起颈肩背部的疼痛和僵硬。这样的疼痛和僵硬等症状就称"酸痛"。这时,肌肉变得非常硬,如果置之不理,也会给关节造成负担,甚至会造成关节疾病。

为了解颈、肩、背部疼痛的机制,必须要充分理解这些肌肉是如何相连接,怎样互相影响的。

用语解说　骨骼肌　肌肉中与骨骼连动可用意志力活动的肌肉(随意肌)。因能看到横纹,又称横纹肌。

颈、肩、背部的肌肉

位于颈、肩、背部主要的浅层肌肉与深层肌肉

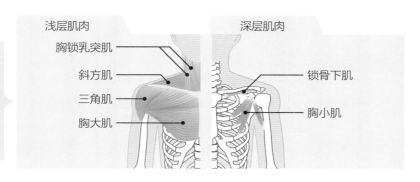

前视图

浅层肌肉
- 胸锁乳突肌
- 斜方肌
- 三角肌
- 胸大肌

深层肌肉
- 锁骨下肌
- 胸小肌

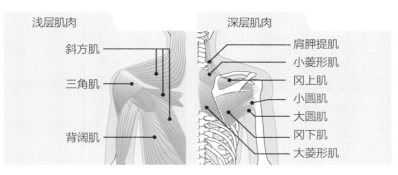

后视图

浅层肌肉
- 斜方肌
- 三角肌
- 背阔肌

深层肌肉
- 肩胛提肌
- 小菱形肌
- 冈上肌
- 小圆肌
- 大圆肌
- 冈下肌
- 大菱形肌

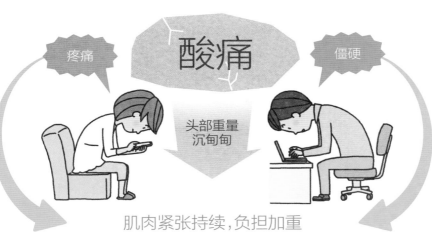

疼痛　　酸痛　　僵硬

头部重量沉甸甸

肌肉紧张持续，负担加重

疑似疾病的疼痛

颈、肩、背部即使有疼痛和不协调感，可能也会以"常有的事""不久就会好"为由而置之不理吧。不过，疼痛和不协调感也许是某种可怕疾病的信号。

大多数的疼痛和不协调感是由肌肉紧张状态引起的肌肉疲劳和血流不畅造成的，其中也可能隐藏着性命攸关的重大疾病。

颈、肩、背部的疼痛和不协调感也会因其他的原因引起。主要可分为颈、肩、背部出现某些异常，与颈、肩、背部完全无关的脏器、组织出现异常两种情况。

这些情况可考虑为以下几种疾病。

●颈、肩、背部出现某些异常

日常生活中容易过度使用的椎骨和椎间盘、韧带、肌肉发生异变，出现疼痛和不协调感。代表性的有"变形性颈椎病"、"颈椎间盘突出症"、"后纵韧带骨化症"等。

●其他脏器和组织出现异常

乍一看无任何关系的脏器和组织出现异常时，颈、肩、背部等处也可能会产生疼痛。比如活动身体时感到的肩部疼痛，可能是"心肌梗塞"和"心绞痛"的信号。有时还会作为肺脏和胰腺、胆囊等内脏疾病的一个症状而表现出来。另外，癌症、感染性疾病、眼科疾病、耳鼻科疾病、心因性疾病等，可能也会出现这些症状。

认为与平时无异的疼痛，实际上却可能隐藏着重大的疾病，请尝试本书第4、第5章的解除法，仍然无法改善时，可能已患病，请尽快就医检查。

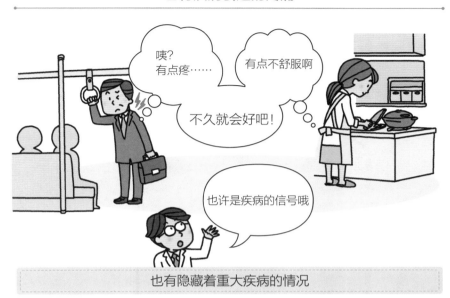

也有疾病引起的疼痛

也有隐藏着重大疾病的情况

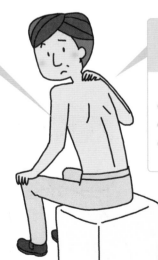

其他脏器和组织出现异常

- 心肌梗塞
- 心绞痛
- 其他内脏疾病
- 感染性疾病
- 眼科疾病
- 耳鼻科疾病
- 心因性疾病
  等等

颈、肩、背部出现异常

- 变形性颈椎病
- 颈椎间盘突出症
- 后纵韧带骨化症
  等等

 POINT 无法改善时，请去医院检查是否隐藏着重大疾病。

去除疼痛是去整骨院还是骨伤专科医院?

　　颈部、肩部、后背等处疼痛时,是去整骨院还是骨伤专科医院呢? 相信会有很多人为此烦恼吧!

　　对于疼痛的治疗最重要的是——什么才是疼痛的原因。因此,不知道疼痛原因时,推荐大家先去医院和诊所。

　　在关节外科,医师会进行诊察,以物理诊断和 X 光片、MRI 等影像检查结果为依据,查明疼痛的原因,进行诊断。结合症状与病情,实施口服用药、注射、手术、康复锻炼等治疗手段。

　　在整骨院(接骨医院),柔道整复师以扭挫伤、跌打损伤、脱位等急性期的外伤为对象实施整复术。柔道整复师虽是国家资格,但不是医师。不能处理使用影像检查的诊断和慢性疾病引起的疼痛。

　　疼痛有可能暗中潜伏着重大疾病。以为只是跌打损伤,也有可能损伤了肌腱。

　　为查明原因,接受适当的治疗,请先到骨伤专科医院检查吧!

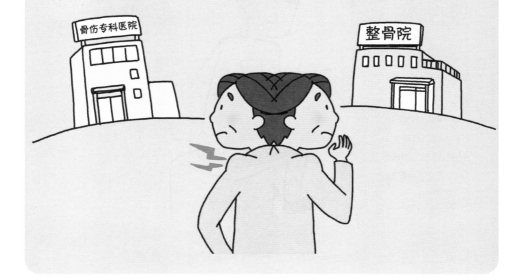

第 2 章

颈、肩、背部
为何会疼痛

颈、肩、背部疼痛等症状是如何引起的？本章将就症状产生的原因、恶化的周期进行详细说明。

酸痛的机制

为何会产生酸痛呢?

其原因是肌肉疲劳和血流不畅,而且这两者相互作用联系。

过度使用肌肉当然会疲劳,实际上即使不活动肌肉也会疲劳。

肌肉在组织内燃烧葡萄糖转换成能量。为了燃烧,血液运送来的氧气就十分必要。但是,如果血流不畅,血液中供给的氧气不足,就会引起葡萄糖的不完全作用。

不完全作用的葡萄糖会变成乳酸(疲劳物质之一)等废弃物质。这种废弃物质在肌肉中累积,会刺激肌肉和其周边的末梢神经,产生疼痛和不适感。这就是引起肩痛的机制。

因此,适度活动身体,可以改善肌肉周边的血液流动,冲走疲劳物质。

一旦肌肉疲劳,肌肉的组织——肌纤维就会膨胀,在肌肉间分布的血管受到压迫,血流就会不畅。

由于血流不畅,肌肉就会累积废弃物质。肌纤维的膨胀没有消除,血流更加不畅。而且,血管的氧气供给进一步不足,废弃物质蓄积,疲劳无法消除,陷入到只会增加疼痛和不适感的恶性循环中。

那么,看一下导致这种肌肉疲劳和血流不畅的生活习惯、酸痛的三大因素吧!

肌肉疲劳和血流不畅引起酸痛

血流通畅

废弃物质从肌肉不断排出，不会引起疼痛

大量的氧气让
葡萄糖燃烧

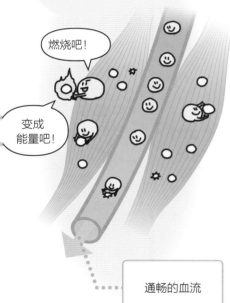

通畅的血流

由于血流不畅，
氧气的供给不足，
废弃物质蓄积

血流不畅

- 氧气不足
- 产生疲劳物质
- 累积疲劳物质

肌肉疲劳，
肌纤维膨胀

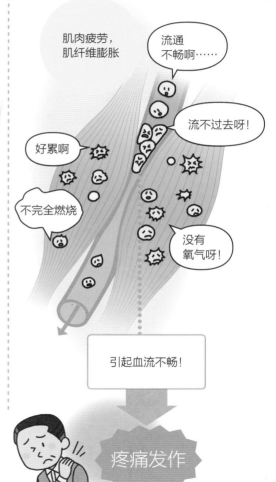

引起血流不畅！

疼痛发作

21

酸痛的三大原因

不良姿势、生活习惯

在我们的生活中，导致肌肉疲劳和血流不畅的因素究竟是什么呢？代表性的有不良姿势、缺乏运动、精神压力这三种。

长时间处于不良姿势，肌肉持续紧张可引起疲劳。还有，血流受阻，疲劳物质也容易累积，产生疼痛。

如前所述，脊柱呈缓缓的S形弯曲，可减轻冲击和负担。但是，我们在日常生活中却常常没有保持正确的姿势。

比如驼背的姿势，脊柱会呈C形，不能保持S形弯曲。不能很好地支撑头部，颈后部和背部的肌肉总是处于紧张状态。肌肉持续紧张，血流不畅，疲劳物质蓄积，产生酸痛。因此，驼背的人肩部容易酸痛。

除此之外，将体重放在一侧腿上站着，总是用同一侧挎包等负荷不均衡的坏习惯，这样的人也容易肩痛。

还有，请注意坐在椅子上时的姿势。

坐下时，浅浅坐在椅面上，以手托腮等姿势也会给颈、肩、背部肌肉造成负担，阻碍血流。

特别是坐着时，因为容易长时间保持同一个姿势，所以要注意不时改变姿势，适当活动身体比较好。

引起酸痛的姿势

你是这样的姿势吗?

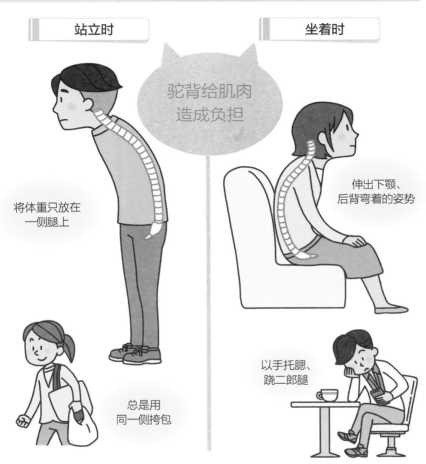

站立时

坐着时

驼背给肌肉造成负担

将体重只放在一侧腿上

总是用同一侧挎包

伸出下颚、后背弯着的姿势

以手托腮、跷二郎腿

脊椎骨如果不是呈漂亮的 S 形弯曲,就不能很好地支撑头部,肌肉会紧张。

 POINT　适当地改变姿势,活动一下身体吧!

引起酸痛的第二大原因是缺乏运动。

现今生活便捷，因此现代人常常缺乏运动。

不运动导致肩颈活动减少，血流量常常不足。由于不活动，肌肉也发硬。长时间保持同一个姿势也是酸痛的原因。

还有，运动量少的人肌肉量也会减少，因此容易产生肩痛。

肌肉量多的人不怕疲劳，不易引起血流不畅，也就不易肩痛。

预防酸痛也要有意识地活动身体比较好。特别是读书、用电脑、玩手机等注意力一旦集中，常常会持续采取同一个姿势。定期活动肩颈，手臂上下活动，站起来走走等。平时注意增加运动量也是很重要的。

然后，三大因素的第三点——精神压力也会引起酸痛。

人的身体中，自律神经掌管调节体温、血流、呼吸等无意识进行的功能。

自律神经也会参与肌肉紧张和血流，所以精神压力和紧张长时间持续而失去平衡，就会引起酸痛。

还有，肌肉疼痛会成为新的精神压力，进一步扰乱自律神经的平衡。

肩部持续酸痛的情况，也许是精神压力累积造成的。

缺乏运动和精神压力是肩痛的原因

缺乏运动也会产生疼痛

运动量少会引起血流不畅和肌肉减少，产生酸痛！

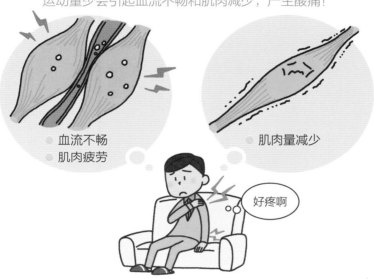

- 血流不畅
- 肌肉疲劳

- 肌肉量减少

好疼啊

精神压力大会产生疼痛

精神压力大，自律神经的平衡会被打乱，产生酸痛！

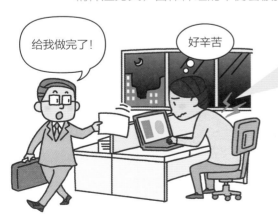

给我做完了！

好辛苦

精神压力下，交感神经特别忙

因为自律神经持续紧张……

- 筋肉紧张
- 血流速度紊乱

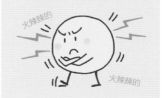

火辣辣的

火辣辣的

结束恶性循环

肩痛有时是暂时的，如果程度轻，消除了肩痛原因，酸痛自然也会消除。

比如长时间仰望高处、颈部因受外伤暂时不能活动而产生肩痛的情况，消除其原因，肩痛也自然会好转。但如果成为肩痛原因的因素总也无法消除，肩痛就会长期化。

如前所述，肩痛的三大因素——不良姿势、缺乏运动、精神压力，很多已成为长年的习惯。因此长期肩痛的人也很多。

因肌肉长时间持续紧张状态，所以其血流不畅，疲劳物质蓄积。另外，血流不畅，氧气不足的肌肉会膨胀，使血流更加不畅。

疼痛和不适感传到脑部成为精神压力，肌肉疲劳严重，血流不畅。如此一来，酸痛不仅会加重，还难以痊愈。

这就是肩痛的恶性循环——"肩痛周期"。

肩痛一旦慢性化会容易疲劳，也会给身体其他部分带来影响。

不能轻视这小小的肩痛。在肩痛发作前，重新评估一下不良生活习惯，彻底结束恶性循环，消除肩痛吧！

另外，身体的寒冷等也会使血流量减少，引起酸痛。

令酸痛加重的肩痛周期

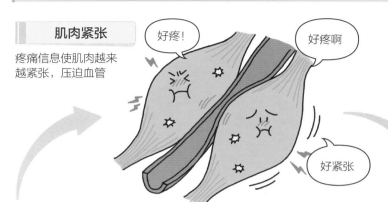

肌肉紧张

疼痛信息使肌肉越来越紧张，压迫血管

末梢神经受刺激

由于血液流通障碍，未被排出的废弃物质会刺激末梢神经

氧气减少

疲劳的肌肉组织膨胀，压迫血管。血流受阻，氧气的供给量减少

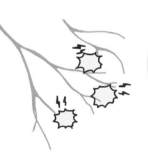

如果不消除原因就会进入肩痛周期

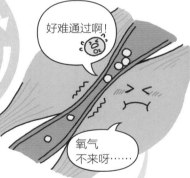

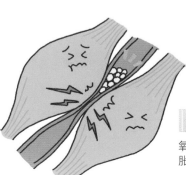

肌肉更加膨胀

氧气不足的肌肉越来越膨胀，加速血流不畅

引起酸痛的其他因素

年龄增长带来的酸痛

除了以上介绍的因素之外，年龄增长也容易产生酸痛。虽说是年龄增长，可并不只是上了年纪的人，实际上年轻人就开始了。早在肉眼可见的老化现象之前，身体内部组织的变性就已经开始了。

作为年龄增长带来的影响，首先有肌力的下降。肌力的下降会引起血流不畅，产生肩痛。虽说有个人体质的差别，但随着年龄增长，肌力衰退，是很难恢复的。

还有脊椎组织的变性也在慢慢地发展。影响特别大的是椎间盘的变性。椎间盘的髓核含有大量水分，保持着弹性，但是任何人从10多岁起水分量就开始减少。出生时90%以上的水分含有量，成年以后会减少到70%~80%。

椎间盘的水量一旦减少会失去弹性。其结果是吸收缓和头部重量以及从腿部来的冲击的减震功能会下降。这么一来，头部重量和从腿部来的冲击就会直接传到颈、肩、背部的肌肉，由于这种刺激，肌肉就会紧张，产生酸痛。

此外，由于椎间盘硬化，相邻的椎骨之间相互直接摩擦，表面逐渐变性，脊柱变形歪斜，从而不能采取正确的姿势。这样就会引起肌肉紧张，产生酸痛。

椎间盘的水分进一步减少，失去弹性，围绕髓核的纤维环破裂，髓核膨出，发生刺激神经、疼痛发作的"颈椎间盘突出症"。

随着年龄增长，体内组织会变性

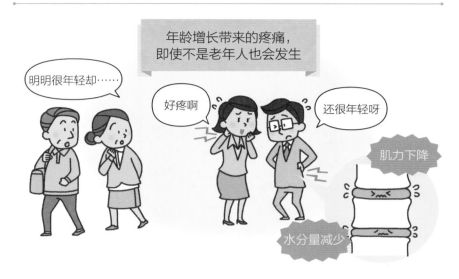

椎间盘的老化从年轻时就已经开始

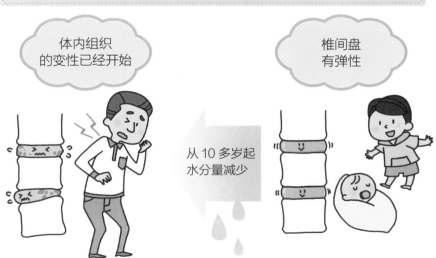

水分减少，失去弹性。因为难以抵挡冲击，肌肉会紧张，出现酸痛

富含大量水分，有弹性。吸收从头部、下肢来的冲击性的减震功能强

更年期综合征引起的酸痛

女性在50岁前后，在闭经来临前后有一段称为"更年期"的时期。

这个时期里，女性荷尔蒙的平衡发生变化，会引起身心各种不适（不明原因临床主诉），被称为更年期综合征。这种更年期综合征的症状中就有酸痛。

更年期时荷尔蒙平衡发生变化，自律神经的功能紊乱。

前面也提到过，自律神经监管体温调节和血液流通等。因为自律神经紊乱，会出现潮热和潮红、心悸、手脚发冷、头痛、烦躁不安、情绪低落等各种各样的不适症状。酸痛也成为更年期综合征的症状而出现。

与此相同，由于自律神经的紊乱，给血液流通带来障碍，血流不畅，肌肉疲劳蓄积，间接地也容易导致肩痛。

更年期综合征表现出的症状因人而异，有时也会诱发其他症状。比如引起严重的肩痛、头痛和眩晕，由于烦躁不安和心情低落引起的精神压力导致的肩痛。

还有，更年期来临一旦闭经，女性荷尔蒙之一的雌激素的分泌就会显著减少。雌激素可促进骨的形成，保持骨内储存的钙量。

因此，随着闭经的到来，骨的钙量流失，骨密度低下，骨头变得稀疏（骨质疏松症）、脆弱。

肩部周围的骨头发生骨质疏松症，就会成为疼痛的原因。也有更年期的女性以为是肩痛而实际上是骨折的案例。

用语解说　**不明原因临床主诉**　有头痛、眩晕、倦怠感等身体不适、不安感、烦躁等症状，但通过检查却不清楚原因、异常部位的状态。

更年期综合征的不适症状

进入更年期，自律神经紊乱

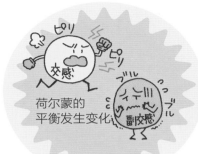

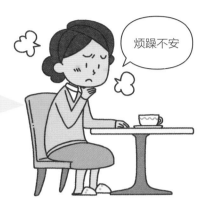

烦躁不安

荷尔蒙的平衡发生变化

不明原因临床主诉

因为自律神经紊乱，给血液流通带来障碍，出现这些症状

心情低落、烦躁不安

头痛、眩晕

各种各样的不适

血流不畅和骨质疏松症也会产生酸痛！

正常的骨头

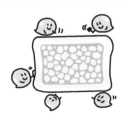

骨质疏松症

骨密度低下，骨质变得稀疏

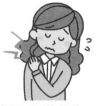

肩部周围的骨头，一旦发生骨质疏松症，会成为疼痛的原因

POINT

由更年期综合征直接产生的酸痛和间接产生的酸痛。

骨骼歪斜引起的酸痛

因为某些原因，骨骼偏离原来位置的状态，常用"骨骼歪斜"来表示。

骨骼位置偏离的原因有持续习惯性的不正确的姿势、生病、受伤等。

牙齿咬合不齐，经常用一侧牙齿咀嚼的坏习惯，左右视力不同，这些也长期性地给骨骼带来影响。

而且，"骨骼歪斜"也会成为肩痛的原因。

骨骼发生歪斜、颈部经常屈伸、肩部的高度不同等左右极端不对称的人常常会给颈肩背部左右某一侧的肌肉造成负担，引起肌肉疲劳。

同时血液流通也会受阻，产生酸痛。

特别是没有疾病和受伤的情况下产生酸痛，请重新评估一下自己平时的生活习惯。

比如坐在椅子上时，有跷二郎腿、以手托腮坏毛病的人，有躺着看书、看电视习惯的人，长时间就有可能对骨骼造成不良影响。有这种习惯的人请注意不要长期持续这种姿势。

还有，即使自己感觉到骨骼歪斜，以自己的方法按压、牵拉，意欲矫正是很危险的。"骨骼歪斜"的状态本身也是非常含糊的。

如果感到自己可能骨骼歪斜，请先到关节外科就诊，让医生检查真的是歪斜了吗？造成的原因是什么？

骨骼偏离原来位置，肩部容易酸痛

骨骼歪斜，只给一侧造成负担成为肩痛的原因

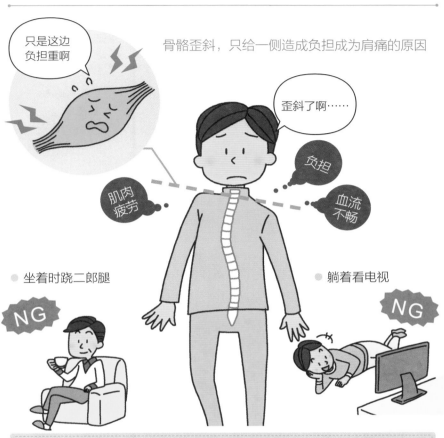

● 坐着时跷二郎腿

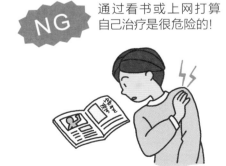

● 躺着看电视

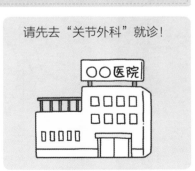

想自己治疗是很危险的

NG 通过看书或上网打算自己治疗是很危险的!

请先去"关节外科"就诊!

容易肩痛的人和
不易肩痛的人的区别在哪里？

　　即使是过着同样的生活，也有容易肩痛的人和不易肩痛的人。其区别是什么呢？

　　原来容易肩痛的人，其特征是肌肉量少。肌肉量少容易引起血流不畅和肌肉疲劳。

　　另外，身体胖的人也易肩痛。

　　肩部平时悬挂着两条手臂。为了支撑它，需要相当的力量。身体胖，手臂会变重，给肩关节和肌肉造成的负担也会增加。

　　另外，由于脂肪过多，血流就会受阻。

　　溜肩的人也易肩痛。溜肩的人从颈根部到肩关节的倾斜很大，因此将手臂举起放下时，就会给颈肩部的肌肉造成很大的负担。

　　如果您本人符合容易肩痛的特征，请重新评估生活习惯，注意不要累积肩痛！

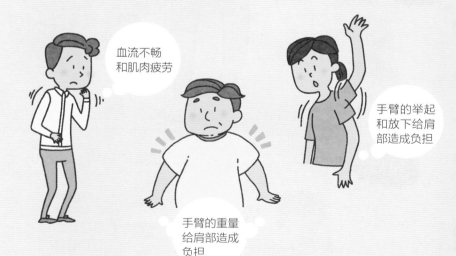

血流不畅
和肌肉疲劳

手臂的重量
给肩部造成
负担

手臂的举起
和放下给肩
部造成负担

第3章

疾病和外伤造成的
颈、肩、背部疼痛

本章对引起颈、肩、背部疼痛的代表性疾病和外伤进行解说。并介绍有关在医院接受的保守疗法和外科手术等的治疗。

要注意这样的疼痛

之前说明的颈、肩、背部的酸痛是由生活习惯等引起的所谓的"肩痛"。但也有其他原因引起的酸痛，例如疾病。这就需要去医疗机构做进一步检查。

颈、肩、背部出现一些异常，可能就会出现酸痛的症状。

常见原因有老化现象，由于颈肩周边组织的过度使用造成的椎骨、椎间盘、韧带、肌肉的变性。

颈、肩、背部平时就经常活动，支撑着沉重的头部和手臂等，是负担很重的部位。骨头和肌肉、肌腱以及其周边组织磨薄，常常引起炎症和变性。另外，颈椎是脊髓的通道，所以周边发生变性的话，就会产生各种问题。

骨头和肌肉不是直接原因，而是内科疾病引起的肩痛。也有可能是神经或脑部异常造成的。

当病因为内科疾病时，除了肩痛以外，其他部位也会出现症状。比如心绞痛或心肌梗塞，左胸就会伴有强烈的疼痛。还有胆结石症，胸口窝会出现强烈的疼痛感。脑或神经为病因时，也会伴有头痛或眩晕、恶心等症状。

疼痛剧烈，突然发病，逐渐恶化，以及其他部位也出现疼痛，有不协调感等症状时，最好去医院就诊查明原因。

胆结石症　胆道内产生结石的疾病的总称。多数情况没有症状，绞痛发作时，可引起腹痛、背部痛，也会伴随与肩痛相似的症状。

需要检查的酸痛

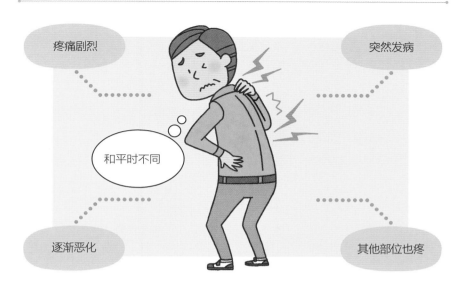

疼痛剧烈

突然发病

和平时不同

逐渐恶化

其他部位也疼

不是由于骨头和肌肉原因引起的疼痛和肩痛

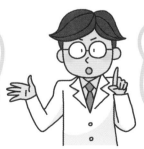

也许是颈椎等重要部分出现了异常

也许是内科系统等其他疾病的信号

POINT　去医院就诊，查明原因。

疼痛突然发作时

因使劲扭转颈部或手臂、碰撞、落枕等，使疼痛和不协调感突然发生的情况下，重要的是先要静养。

特别是没想到原因时，疼痛剧烈时，首先要静养。

以自己的判断对患部牵拉、揉搓反而会使其恶化。

还有事先固定住，尽量不要让患部活动比较好。

疼痛部位是手臂和肩部时，使用三角巾吊起疼痛侧的手臂进行固定。

如果是颈部，最好使用固定颈部的器具——颈椎固定器，不过多数家中并不具备。可以使用毛巾缠上厚纸等来代替。

患部剧烈疼痛、肿胀、发烧时，有可能是肌肉和肌腱发炎。可以隔着毛巾用冰袋冷敷一下。这时也尽量不要移动患部。

没有疼痛、发烧的情况下，采取温暖身体促进血液流通的做法比较好。

此外，以自己的判断置之不理也是不可取的。

剧烈疼痛突然发作时，首先要保持静养，为了确认外伤的程度，查明疼痛的原因，需要及时就医。

疼痛即使不那么剧烈，如果长时间持续，或者逐渐恶化，其他部位也出现症状时，请就医接受适当治疗。

为就医做准备，预先将疼痛发生的日期时间、发生的契机、疼痛的部位和方式等记录下来比较好。

 颈椎固定器　固定颈椎，支撑下巴的器具。颈部周围有外伤的情况下佩戴。也称颈部固定器。

疼痛突然发作时，首先需要的是静养

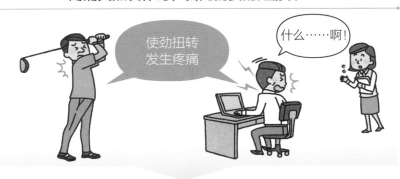

不要活动，要固定静养

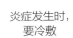

炎症发生时，
要冷敷

为了不活动，
用颈托来固定

控制运动

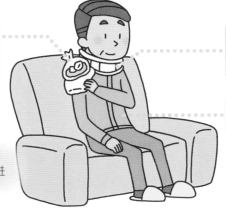

不发烧时，
温暖身体促进
血液流通

用厚纸制作颈椎固定器

1 将厚纸剪成能固定住颈部的合适长度与宽度

2 为了让厚纸边缘不碰到颈部，用纱布或毛巾将厚纸覆盖住

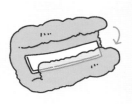

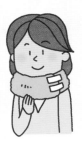

颈、肩、背部疼痛的检查和诊断

弄清疼痛原因

如果因肩痛等去医院就诊，首先要查明这些症状是由什么原因引起的，是不是重大疾病或外伤造成的。

检查大致按以下的流程进行。

●问诊

为查明疾病原因，医生会确认患者的年龄、性别、职业和生活习惯等。

疼痛在什么位置？从何时开始的？如何表现的？除疼痛外有眩晕或麻木等症状吗？医生会详细地询问症状。

为了准确无误说明自己的症状，最好预先总结记录下来。

●触诊

活动颈肩、手臂，按压患部周围（压痛点）来查验疼痛。还可进行有无感觉麻痹的检查。

进一步也可进行杰克逊压头试验或椎间孔挤压试验这种压迫颈部来诊断疼痛变化的检查。在这些测验中，疼痛强烈，出现放射痛时，可怀疑是颈椎或椎间盘、神经系统的疾病。

●影像检查

为弄清骨头是否异常，需进行颈椎X射线等影像检查。确认骨头异常或受伤程度等。

也可进行MRI（核磁共振成像）检查。

必要时，还会进行其他检查。

 用语解说　　放射痛　与受伤部位、发作部位等有原因的部位不同，是在有段距离的部位出现的疼痛。

去医院查明疼痛原因

检查流程

问诊

除症状外，还会询问年龄、性别、职业和生活习惯等

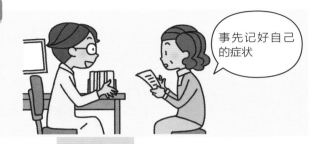

事先记好自己的症状

触诊

活动颈肩、手臂，按压，查验疼痛

● 杰克逊压头试验

使患者的头部后伸，压迫头顶部同时诊察出现的症状

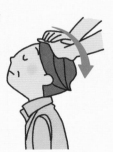

● 椎间孔挤压试验

使患者头颈部侧屈，压迫头顶部同时诊察出现的症状

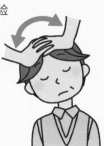

影像检查

颈椎X射线检查

弄清骨头异常或受伤程度

MRI检查

其他检查

颈部疾病引起的疼痛

　　构成颈部骨骼的颈椎是由7个椎骨和处于两个椎骨间的椎间盘构成的。颈椎支撑头部，活动较多，所以容易负担过重，是易引起周边组织变性等问题的部位。

　　由于椎骨相连构成的椎管的空隙内，中枢神经之一的脊髓就存在其中。而且，脊髓从椎骨之间呈左右分支，作为末梢神经延伸到身体的各处。

　　因此，由于某些原因引起颈椎或周边组织变性的话，脊髓等神经容易受压迫。

　　从脊髓分支到末梢神经的根部称神经根。末梢神经从上方的神经根延伸到枕部和颈部，从中间的神经根延伸到肩背部，从下方的神经根延伸到手臂。

　　多数颈部疼痛是肌肉紧张或疲劳引起的所谓的肩痛。但是，随着年龄增长，椎骨和椎间盘发生变性，一旦压迫神经，就会出现上肢疼痛、手脚麻木等症状的疾病。

　　颈椎的椎骨发生变性，会出现称作"骨刺"的刺状突起物，产生疼痛的就是变形性颈椎病。

　　此外，夹在颈椎椎骨之间的椎间盘发生变性，椎间盘中的髓核突出就是颈椎间盘突出症。

　　椎管内的后纵韧带肥厚，压迫脊髓，就会产生后纵韧带骨化症这一疑难杂症。

 中枢神经　构成神经系统功能中枢的部分，脊椎动物是由脑和脊髓组成的。从中枢神经发出的神经称"末梢神经"。

容易出现问题的颈椎

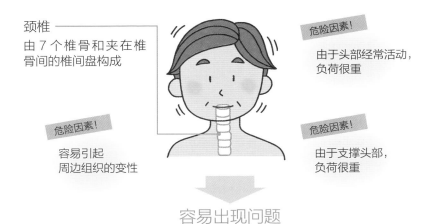

颖椎
由 7 个椎骨和夹在椎
骨间的椎间盘构成

危险因素!
由于头部经常活动，
负荷很重

危险因素!
容易引起
周边组织的变性

危险因素!
由于支撑头部，
负荷很重

容易出现问题

脊椎有脊髓等神经通过

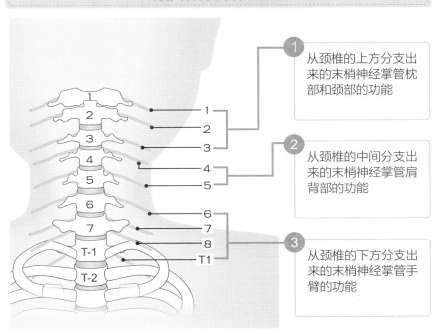

1 从颈椎的上方分支出来的末梢神经掌管枕部和颈部的功能

2 从颈椎的中间分支出来的末梢神经掌管肩背部的功能

3 从颈椎的下方分支出来的末梢神经掌管手臂的功能

变形性颈椎病

"变形性颈椎病"是由于年龄增长，椎间盘发生变性，连接椎骨的椎骨关节变形，椎骨的边缘产生称做"骨刺"的刺状突起物的疾病。

颈椎中第一颈椎和第二颈椎关系到颈部的左右旋转，从第三颈椎到第七颈椎关系到向前后左右屈伸的动作。顺利进行这样的动作是由于椎骨之间夹着椎间盘，吸收了伴随着动作产生的冲击，起到减震的作用。

但是，随着年龄增长，椎间盘逐渐失去弹性和厚度，日益磨损。强烈冲击也会造成变形。

椎间盘磨损变薄的话，椎骨之间的连接就会不稳。于是，椎骨为了强化支撑，就会发生增殖性变化，这就是骨刺。

骨刺如果发生在背部，刺激神经根就会出现症状。初期有肩痛，颈、肩、背部轻微麻木和疼痛的症状。病情进行性发展，骨刺会增多，症状甚至会扩大到手臂和手脚，出现麻木和疼痛、重压感、麻痹、枕部的疼痛、四肢无力感等很严重的症状。

另外，骨刺压迫椎动脉，也会引起血流障碍。脑供血不足会引起眩晕。

一旦骨刺压迫脊髓（形成脊髓病），会引起排尿困难、步行障碍等。变形性颈椎病在40~50岁以上的患者中很常见。

治疗上，轻度可进行温热疗法、器具疗法、牵引疗法等保守疗法。情况严重到无法正常生活时，请考虑手术的方式。

骨刺压迫神经的变形性颈椎病

椎间盘起到减震作用，保护颈椎

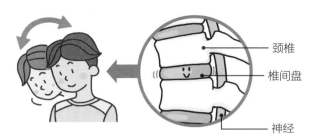

颈椎

椎间盘

神经

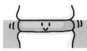 年龄增长或冲击导致椎间盘逐渐失去弹性

于是

椎间盘变性导致椎骨变形，
产生骨刺

有刺！

手脚也
麻木起来

神经

骨刺

骨刺压迫神经根、椎动脉、脊髓

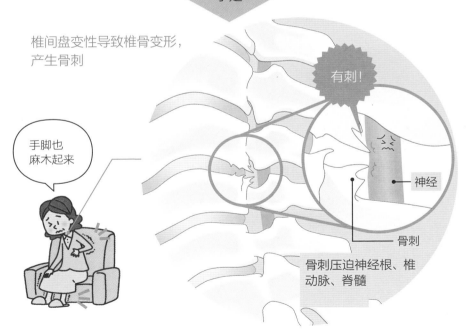

 症状加重会出现枕部疼痛、手脚有重压感、四肢无力感、麻痹等严重症状。

　　夹在椎骨之间的椎间盘是由胶状的髓核和围绕在其周围的纤维环两重结构组成的。

　　椎间盘本来就富含水分且有弹性，可缓冲重量和冲击，有帮助颈部流畅活动的功能。

　　但是，由于年龄增长等原因，椎间盘含有的水分逐渐减少，椎间盘变得薄且硬。如果椎间盘变质严重，纤维环上会出现裂缝，髓核会从裂缝中突出来。外伤等强烈冲击也会造成髓核突出。

　　突出到外面的髓核压迫颈部的神经根或脊髓就是"颈椎间盘突出症"。突出的部位如果在腰部称为"腰椎间盘突出症"。

　　从椎间盘突出的髓核即使不压迫神经根，颈部也会产生剧烈的疼痛。这个颈椎间盘突出症的前期称作"椎间盘病"。

　　髓核在背部突出会压迫脊髓和神经根，颈肩、背部、手臂、指尖会出现疼痛或麻木、重压感的症状。

　　尤其是颈部向后仰时，压迫渐强，会产生剧烈疼痛。患颈椎间盘突出症的人向上仰头的姿势会有些吃不消。

　　病情加重下半身会出现麻木或疼痛，引起排尿困难、步行障碍。

　　治疗上早期可使用消炎镇痛药抑制疼痛，同时进行牵引疗法、温热疗法等保守治疗。疼痛加重之后，出现排尿困难或步行障碍的情况下，可考虑消除突出物的手术。

髓核从椎间盘突出的椎间盘突出症

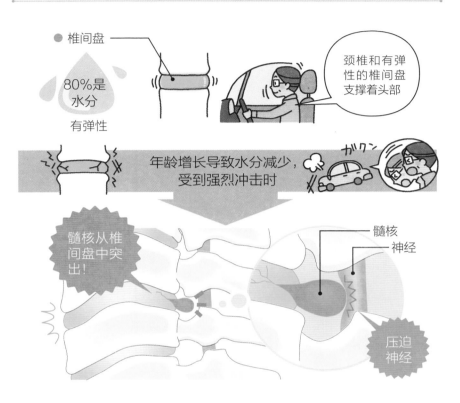

- 椎间盘

80%是水分

有弹性

颈椎和有弹性的椎间盘支撑着头部

年龄增长导致水分减少，受到强烈冲击时

ガクン

髓核从椎间盘中突出！

髓核

神经

压迫神经

在椎间盘内的髓核突出，压迫了脊椎和神经

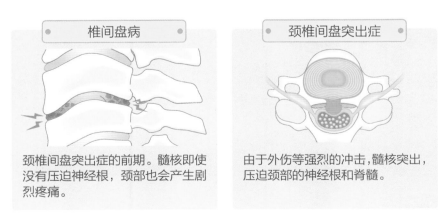

椎间盘病	颈椎间盘突出症
颈椎间盘突出症的前期。髓核即使没有压迫神经根，颈部也会产生剧烈疼痛。	由于外伤等强烈的冲击，髓核突出，压迫颈部的神经根和脊髓。

后纵韧带骨化症

脊柱的周围有3条韧带（前纵韧带、后纵韧带、黄韧带），加强椎骨之间的连接。其中，后纵韧带是通过由椎骨相连构成的椎管内的韧带。

韧带是柔软、富有弹性的，连接着骨骼和肌肉，支持着各自的活动。

但是，由于某些原因，韧带会变得像骨头（骨化）一样，厚度增厚。

韧带的骨化发生在后纵韧带就是"后纵韧带骨化症"。骨化不仅发生在颈椎，胸椎和腰椎也会发生。另外，后纵韧带以外的韧带也会发生骨化。

后纵韧带骨化增厚，就会压迫通过椎管的脊髓。还会刺激周边的神经，妨碍骨骼的活动。

结果出现手脚疼痛、手指麻木等症状。病情加重会引起排尿困难或步行障碍，给日常生活带来不便。

后纵韧带骨化的原因尚未查明，因此，后纵韧带骨化症被日本厚生劳动省认定为疑难杂症。

此病在日本等东亚人中多见，尤其是40岁以上的男性发病率较高。患有糖尿病和肥胖的人也很常见。

神经根受压迫产生麻木和疼痛时，为抑制颈椎活动引起的刺激，请佩戴颈椎固定器具。

发生步行障碍或排尿困难、麻痹的情况，可手术去除骨化变厚的部分，或打开后方骨头的一部分，实施椎管扩张术。

用语解说　　**认定疑难杂症**　日本厚生劳动省认定，原因不明，需要长期疗养，无法确定治疗方法的疾病，可受到医疗费用资助等官方支援。

椎管内韧带骨化、肥厚的后纵韧带骨化症

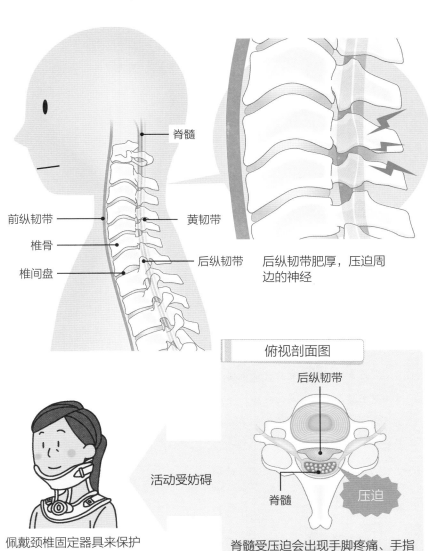

脊髓

前纵韧带

椎骨

椎间盘

黄韧带

后纵韧带

后纵韧带肥厚，压迫周边的神经

俯视剖面图

后纵韧带

脊髓

压迫

脊髓受压迫会出现手脚疼痛、手指麻木、排尿困难、步行障碍等症状

活动受妨碍

佩戴颈椎固定器具来保护

肩部疾病引起的疼痛

肩部疾病引起的疼痛

人一到中老年，随之增长的是肩周炎和腱板断裂这类肩部疼痛、活动度受限的疾病。这些是年龄增长带来的肩关节（盂肱关节）的肌腱或肌肉的变性引起的疾病。

肩关节是由肩胛骨、肱肌、锁骨三部分骨骼组合而成，肱骨大结节陷落在肩胛骨的凹陷处。

为了让手臂能向各个方向活动，肩胛骨的凹陷处很浅地接合，连接肩胛骨背面的冈上肌、冈下肌、小圆肌，与连接肩胛骨内侧的肩胛下肌集合构成肌肉群（肩袖）又连接着肱骨颈部，有力支撑肩关节。

连接这些肌肉和骨头的腱板，连接骨头的韧带，肌间隙或肌肉和腱板的间隙会发生炎症，成为产生剧烈疼痛的原因。

肩关节周围还有覆盖肱骨大结节的关节囊和肩峰下滑囊等，这些会产生让肩关节流畅活动的滑液，起到吸收肩部冲击的减震作用。这些组织失去弹性就会引起炎症。

肩关节周围发生炎症就是肩周炎，也称为五十肩。肩部和手臂的活动会受限，是生活上长期不便的疾病，接受适当治疗不久可恢复原来的状态。

腱板断裂也会让肩周疼痛等不适症状持续。多数可采取保守疗法治愈，也有需要考虑手术治疗的情况。

以很浅接合的肌肉支撑的肩关节

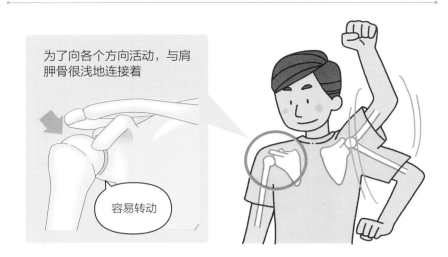

为了向各个方向活动，与肩胛骨很浅地连接着

容易转动

有力地支撑着沉重手臂的是肌肉

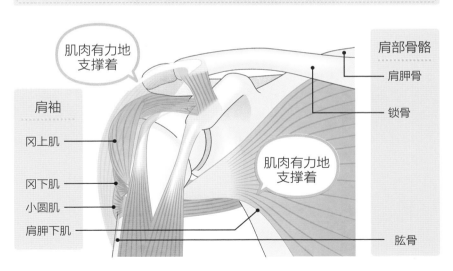

肌肉有力地支撑着

肩袖
冈上肌
冈下肌
小圆肌
肩胛下肌

肩部骨骼
肩胛骨
锁骨

肌肉有力地支撑着

肱骨

POINT 肌肉、骨骼、韧带密集的部分会引起炎症。

肩周炎

中年以后，"肩部疼痛，手臂抬不起来""将手放到后背，马上就会感觉疼痛"，受这些症状折磨的人增多了。

这些症状大多是由肩周炎（肩关节周围炎）引起的。在45～50多岁的人群中很常见。

肩周炎的主要原因是关节周围的骨骼、软骨、韧带和肌腱等由于年龄增长变性引起了炎症。如果令肩关节自由活动的囊（肩峰下滑囊）和包裹关节的囊（关节囊）发生粘连，活动会更加受限。

症状多是左右某一侧的肩部突然感到剧烈疼痛，活动手臂疼痛加剧。静止时也会疼痛。

发病后疼痛剧烈时期称做急性期。急性期快的话1~2个月，严重时3个月到半年疼痛会减轻。

慢性期疼痛虽然缓解，但很难活动的状态仍在持续。长期不动关节会挛缩难以恢复，因此进行运动疗法比较好。

采取适当措施，轻症半年，严重的情况1年到1年半，疼痛和挛缩都会改善，能够和从前一样活动肩部和手臂。

肩周炎的疼痛一旦消失，基本上不会复发，也不会在另一侧肩部发病。多是自然痊愈，但为了和其他疾病相区别，还是推荐去医院检查一下比较好。

过了60岁不太常见是肩周炎的特征。60岁以上出现肩部疼痛和活动受限的症状时，有可能是"腱板断裂"等其他疾病。

用语解说　　粘连　皮肤、黏膜等本来分离的组织，由于外伤或炎症等原因粘在一起。

剧烈疼痛、难以活动的肩周炎

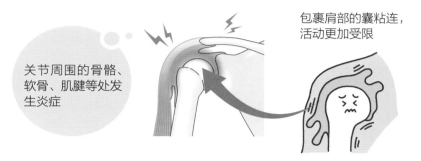

关节周围的骨骼、软骨、肌腱等处发生炎症

包裹肩部的囊粘连，活动更加受限

肩部活动的检查！

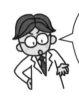

如果做不了这些动作，有可能是肩周炎！

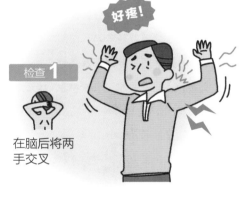

好疼！

检查 **1**

在脑后将两手交叉

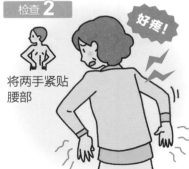

检查 **2**

好疼！

将两手紧贴腰部

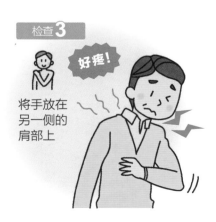

检查 **3**

好疼！

将手放在另一侧的肩部上

肩部刚开始出现剧烈疼痛等症状的急性期，不要勉强活动肩部，保持静养很重要。稍微动一下也会疼痛时，最好使用三角巾固定住手臂。

关节外科的治疗是使用药物抑制疼痛和炎症。常用的是非甾体消炎镇痛药。还有，疼痛强烈时，在关节囊或肩峰下滑囊注射类固醇药物来抑制炎症。

一旦过了急性期，疼痛就会慢慢减轻。由于之前肩部长期不动，关节囊会挛缩变硬，肩关节会难以活动。这种急剧疼痛的平息期称作慢性期。

这个时期在医院或家里进行运动疗法，扩大肩关节的活动范围是很重要的。只是，想早点痊愈而勉强活动会有恶化的可能，所以一定要注意。

急性期之后的治疗，除用非甾体消炎镇痛药抑制疼痛外，还可注射透明质酸来改善肩关节的活动，缓解疼痛。

所谓封闭针疗法是在关节囊注射类固醇药物或麻醉药、生理盐水，使关节囊膨胀，致使其中一部分破裂的一种治疗。封闭针疗法的目的是降低关节囊内部的压力，减轻肩部疼痛，便于进行运动疗法。封闭针疗法在门诊就可以进行，治疗时间是30~40分钟。

进入恢复期，疼痛大幅减轻，挛缩变硬的关节囊逐渐软化，肩部也变得活动自如。恢复期为增加肩部周围降低的肌肉力量，要积极地进行肌肉力量训练。

用语解说　**类固醇药物**　是利用肾上腺产生肾上腺皮质激素功能的药物，有抑制炎症等免疫反应的功能。

肩周炎的治疗

急性期的治疗

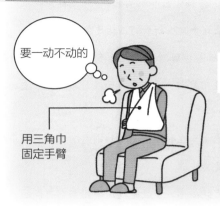

要一动不动的

用三角巾
固定手臂

保持静养同时使用药物抑制
疼痛和炎症

- 非甾体消炎镇痛药
- 类固醇药物

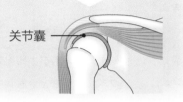

关节囊

慢性期的治疗

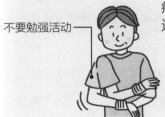

不要勉强活动

疼痛一旦缓解，慢慢采用
运动疗法

病情严重时

非甾体消炎镇痛药　　注射透明质酸　　封闭针疗法

恢复期的治疗

锻炼下降的肌力，恢复功能！

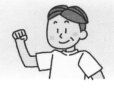

腱板断裂

在肩部周围有环绕肱骨大结节，连接骨头和肌肉的4个肌腱称为腱板。腱板有使肩关节活动稳定的作用，如果这个腱板断裂的话就是腱板断裂。

腱板断裂的原因有以下几点：随着年龄增长腱板大多磨薄，此外在打棒球、高尔夫球等运动和工作中过度使用肩部，加上摔倒和跌打损伤等带来的冲击也会产生腱板断裂。

年龄增长是发病原因之一，该病主要在40岁以上，特别是60多岁的人中较常见。比起女性，更多见于男性也是其特征。

腱板断裂症状特征是肩部长期有钝痛感。多数是过度使用肩部造成的，所以右肩出现症状比较多。

与肩部难以活动的肩周炎不同，肩部虽然能动，但常见的是手臂在抬起放下途中，只是到一定角度时才会出现疼痛的症状。还有，睡觉时疼痛也会发生，拿东西等使用肩部后疼痛会加重。

除疼痛外，难以用力，也能感到嘎吱嘎吱好似摩擦的声音（摩擦音）。

腱板断裂如果置之不理，症状会不断恶化下去。急性期应使用三角巾等固定患侧手臂使其不易活动，静养1~2周。

腱板断裂的治疗有药物疗法、运动疗法等保守疗法。断裂处虽说不手术就无法痊愈，但70%可采用保守疗法使症状减轻。腱板很少有全部断裂的，所以要提高剩余腱板的功能。

采用保守疗法无效的情况可考虑手术疗法。

肩部周围肌腱损伤的腱板断裂

年龄增长和过度使用肩部等造成腱板断裂，肩部长期有钝痛感

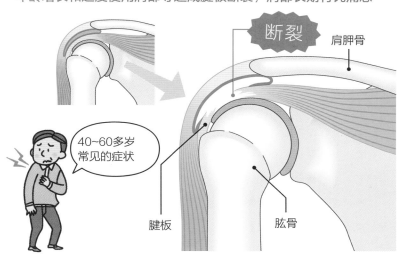

断裂

肩胛骨

40~60多岁常见的症状

腱板

肱骨

利用阻力运动使肩关节活动稳定

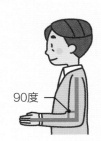

90度

伸直背肌，绷紧发生腱板断裂一侧的腋下，将手肘弯成直角，手掌朝向内侧

1 锻炼肩部后侧的肌肉

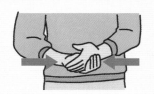

将发生腱板断裂的手背竖着放在另一侧的手掌上，互相推挤

2 锻炼肩部前侧的肌肉

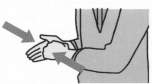

在发生腱板断裂的手掌上放上另一侧握成拳头的手。用手掌推挤拳头，拳头抵抗推来的力再推回去

持续3秒恢复原样，将此步骤重复10次

背部疾病引起的疼痛

背部疾病引起的疼痛

作为脊椎骨的脊柱（脊椎）发挥支柱作用，支撑着我们的身体。

另外，由脊椎连接构成的椎管有脊髓通过。脊髓是连接脑和末梢神经的重要中枢神经。

如果脊柱或脊髓发生障碍，肩部或背部周边就会出现各种症状。

其一是脊柱向左右弯曲的侧弯症。多见于儿童发病，多数原因不明，原因不明的侧弯症称做特发性侧弯症。

所谓脊椎骨疽，是受结核菌感染，脊柱组织被破坏变形的疾病。说到结核，现在已有有效的抗生素，虽然感觉像是以前的疾病，但现在还有人患病。

还有，脊柱或脊髓长了肿瘤也会造成背部疼痛。恶性肿瘤有最初长在脊柱、脊髓处的，也有其他部位的癌肿转移产生的。

这些都是进行性疾病。随着病情发展会引起脊柱变形，神经受到压迫等问题。病情加重除疼痛等不适感以外，还会引起运动功能障碍和麻痹等情况，是一种给生活带来巨大影响的疾病。另外，由于脊柱变形，胸廓受到压迫，呼吸器官和内脏也会受到影响。

为了尽早发现、处理，平日就要好好观察自己以及孩子的骨骼，努力做到发生变形的话立刻就能注意到。

脊柱疾病导致各种其他疾病

脊柱是支撑身体的支柱

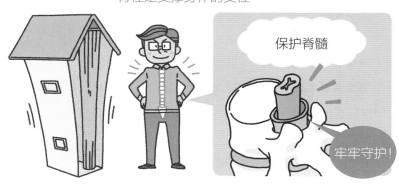

保护脊髓

牢牢守护！

脊髓与椎管

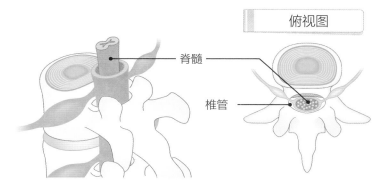

俯视图

脊髓

椎管

脊柱得的疾病

侧弯症　　　脊柱肿瘤、脊髓肿瘤　　　脊椎骨疽

POINT

病情发展，脊柱或胸廓会变形。

特发性侧弯症

人的脊柱正常情况下，从前后看时大致是笔直的状态。如果向左右出现很大弯曲的状态称作侧弯。不仅是向左右弯曲，也有可能会扭歪。

这种侧弯症多数是原因不明的特发性侧弯症。

特发性侧弯症的发病时期多见于幼儿，分为婴幼儿期（0~3岁）、儿童期（4~9岁）、青春期（10岁以上），其中青春期发病大约占80%。

女孩发病较多，是男孩的7倍以上。发病出现弯曲是不会自然痊愈的，有时病情会一直进展，直至骨头停止生长。

初始阶段因为没有疼痛等自觉症状，大多数都是病情发展到一定程度后才被发现的。病情进行性发展，压迫胸廓等，对呼吸器官及内脏等也会有影响。

为及早发现治疗，家人与周围人的细心观察非常重要。

有疑似症状时，可进行前屈测验。采取前屈姿势，侧弯症多数会伴随脊柱扭歪，背部的肋骨偏移隆起等症状。

身体前屈，背部左右的高度相差7~8毫米以上，或是背部左右的倾斜角在5度以上时，就有可能是特发性侧弯症。

有所怀疑时，请立刻去关节外科接受检查。轻症可利用运动疗法强化姿势，涉及背肌、腹肌、臀肌、大腿肌。

对于轻中度的侧弯症，为阻止侧弯的发展，进而矫正，可进行器具治疗。病情严重的情况，如果是10岁以上的患者，原则上可进行手术。

用语解说　　特发性　指疾病当中，原因不明却发病的疾病。是原因不明的意思，和突然发病的"突发性"不同。

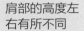

原因不明的脊柱变形——特发性侧弯症

脊柱向左右发生很大弯曲的侧弯症

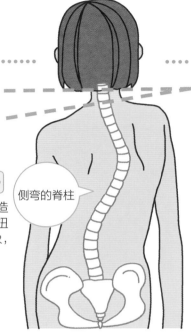

肩部的高度左右有所不同

肩胛骨的突出情况、高度左右有所不同

功能性侧弯

姿势不正确或腰疼等造成的暂时性的脊柱扭歪。因是暂时性现象，端正姿势等可消除

侧弯的脊柱

构筑性侧弯

是伴随脊椎扭歪的脊柱弯曲，无法重回原样的状态

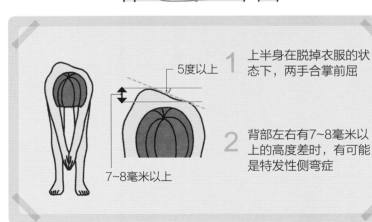

5度以上

7~8毫米以上

1 上半身在脱掉衣服的状态下，两手合掌前屈

2 背部左右有7~8毫米以上的高度差时，有可能是特发性侧弯症

脊椎骨疽

脊椎感染结核菌，破坏椎骨和椎间盘的组织，使其坏死的疾病称作脊椎骨疽（结核性脊柱炎）。多半是作为肺结核或肾结核的二次疾病而发作。

结核在抗结核药面市以前在日本很常见，长期占据死亡原因的第1位，伴随结核的脊椎骨疽也十分常见。虽然结核在治疗方法确立后迅速减少，但并没有彻底根除。

脊椎骨疽是椎骨和椎间盘等脊椎感染结核菌而发病的。

现在，结核可以使用抗结核药物治疗，不过体内会遗留结核菌，如果因为一些原因结核菌爆发感染脊柱，就会引发脊椎骨疽。

另外，也有接触结核患者而感染发病的情况。上了年纪的人、婴幼儿、HIV感染者等免疫力低的人容易感染，需要注意。

脊椎骨疽发作，脊椎会化脓。初期症状是活动背部或腰部、碰到时会产生疼痛。没有察觉发展下去，不久会不断感染其他椎骨和椎间盘，脓肿增大，椎体和椎间盘受到破坏。

脓肿压迫脊髓神经和神经根，引起下半身麻痹和排尿困难等严重症状。这时，夜间会出现强烈疼痛，伴随低烧等现象。

病情进行性加重，椎体会被挤压，发生变形。

治疗可服用抗结核药等保守疗法。根据病情，也可进行去除坏死组织和脓肿的手术。

用语解说　**骨疽**　指骨和关节等组织因感染细菌被浸蚀的状态。除脊椎骨疽以外，还有龋齿等。

感染结核菌发生脊椎骨疽

初期

椎体、椎间盘依次受到破坏

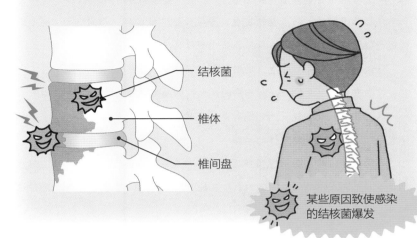

结核菌

椎体

椎间盘

某些原因致使感染的结核菌爆发

中期

活动背部或腰部，拍打时会出现疼痛

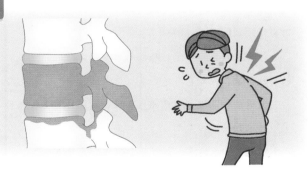

病情进行性发展……

脓肿压迫脊髓和神经根，引起下半身麻痹和排尿困难等严重症状。出现夜间强烈疼痛伴随低烧的现象。

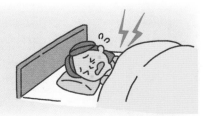

疼痛发作部位随着时间流逝而变化，痛感不断加强，伴有眩晕和麻木等症状时，有可能是脊柱肿瘤、脊髓肿瘤。

脊柱长了肿瘤，随着病情发展，脊柱的椎骨被破坏，影响它的支撑性。病情进行性加重，压迫脊髓，神经系统出现障碍。

脊髓长肿瘤的脊髓肿瘤，早期即会损害神经。

肿瘤有良性和恶性之分，严重的是恶性肿瘤（癌肿）。

最初在脊柱或脊髓发病的癌肿是原发性的，也有从肺癌、胃癌、乳腺癌、子宫癌、前列腺癌等转移性的癌肿。

当活动身体时，会出现颈部后侧或背部有强烈痛感、手指尖脚趾尖麻木、感觉障碍、肌力下降等症状。病情发展，肿瘤扩大，排尿困难等神经障碍会加重。

静止时或夜间疼痛也会持续，疼痛日益增强是其特征。

另外，如前所述，疼痛发作部位不固定，会不停转移。有这样症状的线索时，请立刻就医。

脊柱癌肿大部分是转移性的，要优先治疗原发巢。脊柱癌肿的治疗多采用放射线疗法，此外也可考虑采取手术切除癌肿，或使用抗癌药治疗。

脊髓癌肿是极为少见的。良性肿瘤的情况，根据神经学诊断和预后预测，采取手术切除肿瘤。

总之，重要的是在脊髓严重受损前进行治疗。

肿瘤导致疼痛的脊柱肿瘤、脊髓肿瘤

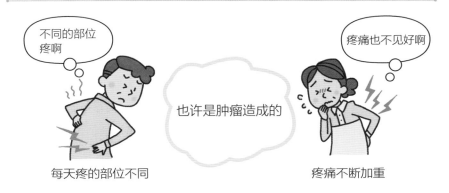

每天疼的部位不同

疼痛不断加重

出现这样的症状，请立刻就医！

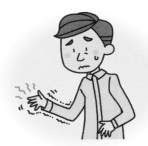

● 手指尖脚趾尖出现麻木、麻痹的现象
● 疼痛蔓延到手臂

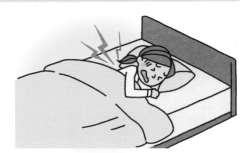

● 夜间疼痛也在持续
● 即使静止不动,疼痛也在持续

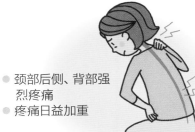

● 颈部后侧、背部强烈疼痛
● 疼痛日益加重

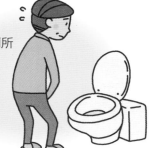

● 排尿不畅
● 多次想去上厕所

外伤引起的疼痛

所谓的"撞击性损伤"症状，正式名称为外伤性颈部综合征。

这是由于剧烈运动或汽车的追尾撞车事故等，颈部受到外伤所引起的，也称颈部扭挫伤。进行X射线检查也观察不到骨折或脱位等症状。

撞击性损伤是由于颈部向前后（或者左右）发生急剧较大弯曲，引起的肌肉或韧带损伤。多数情况下，接受适当治疗，3个月左右就会痊愈。但是其中也有遗留颈后交感神经综合征这种严重后遗症的情况。

外伤性颈部综合征的症状根据对颈部冲击的程度不同，有立刻就表现出来的，也有当时什么症状都没有，第二天以后出现疼痛或僵硬等症状的。

程度轻时，损伤的只是肌肉，事故后几小时到1天后，出现颈部难以活动，肩痛，一活动就痛等症状。

冲击大时，损伤的不仅是肌肉，还波及到韧带，同时症状强烈，持续时间长。受到外伤后多数人紧跟着就会产生剧烈的疼痛，疼痛还会逐渐蔓延到枕部、肩部和手臂。

疼痛一般几日内就可好转。但之后，出现全身的倦怠感、头痛、恶心、耳鸣等，疼痛以外的症状将会持续1~1个半月左右。

损伤波及到脊髓，也会引起步行障碍、排尿困难的症状。

如果遇到交通事故等，即使当时没有痛感，也必须就医检查。

外伤性颈部综合征（撞击性损伤）

由于颈部向前后（左右）发生急剧较大弯曲引起的

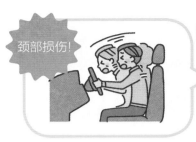

颈部损伤！

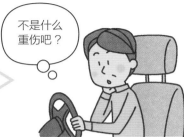

不是什么重伤吧？

事故后即使没有立刻出现疼痛，也有之后表现出疼痛的可能

急性期（受伤后一周左右）

疼痛减轻，留有轻微疼痛的程度

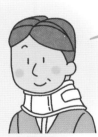

之后

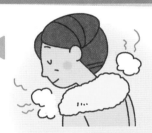

过了急性期，使用热毛巾等热敷患部

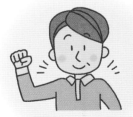

疼痛几乎消失，痊愈

过了3个月疼痛还没消除，出现头痛、眩晕的情况，怀疑是"颈后交感神经综合征"

颈后交感神经综合征

颈后交感神经综合征是由于对颈部等造成的外伤，自律神经出现障碍的疾病。

撞击性损伤发病后，会出现枕部痛、眩晕、恶心、面部疼痛和发热、耳鸣和耳背等听觉障碍、视力下降和视野狭窄、眼睛疲劳、眼部疼痛等视觉障碍、心悸等症状。尤其头面部周围出现症状较多是其特征。

原因是外伤给颈部的交感神经系统这种自律神经造成影响，因此产生这些症状。由于自律神经兴奋与松弛的反复，前述大范围的症状时而出现时而消失。

也会出现全身的倦怠感、四肢无力感、疲劳感、失眠等精神上的症状。

颈后交感神经综合征的症状不是受到外伤立刻就会出现，而是经过2~3周以后才出现的。撞击性损伤等原来的外伤治愈后，症状也有可能持续。

即便就医诉说不适症状，如果不和外伤结合是很难做出正确诊断的疾病。诊查的医生不知道患者受过外伤的话，常常会作出自律神经失调症这种诊断。

治疗可利用药物疗法促进血液流通，抑制神经系统的异常。

病情严重时，可采用神经阻滞疗法，缓解颈部交感神经的过度紧张状态。

也可以根据前方减压固定术，摘除压迫神经根的骨刺和椎间盘等，症状会得到改善。

精神上的不适严重时，也可使用安定药。

颈部外伤后遗症的颈后交感神经综合征

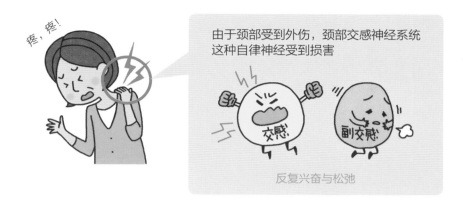

疼, 疼!

由于颈部受到外伤, 颈部交感神经系统这种自律神经受到损害

交感　副交感

反复兴奋与松弛

颈后交感神经综合征发病

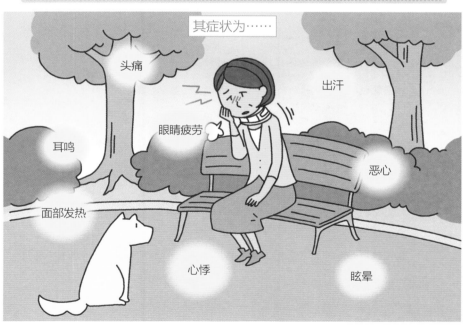

其症状为……

头痛
出汗
眼睛疲劳
耳鸣
恶心
面部发热
心悸
眩晕

POINT 　尤其是头面部周围出现症状较多。

　　脱位指关节的骨连接从原来的位置脱离的状态。合并非自然力作用后，可出现剧烈的疼痛，肩部不能活动。

　　肩关节可能由于要带动上臂的复杂活动，关节囊接合处较浅，是较容易脱位的部位。

　　脱离的部分并非能很好地回复原来位置，周围软组织易损伤。关节囊从肩胛骨侧剥离或者破裂，包裹关节的腱板断裂。同时也可能合并神经损伤。肱骨头外侧和前方的骨突起（骨结节）等周围骨也会损伤。

　　关节未完全脱离可以简单复位的亚脱位、数分钟整个上臂麻木无法活动也称为"Dead arm综合征"。

　　无论在哪种情况下，发生脱位时，因为周围组织受到损伤，在上臂疼痛不多的地方进行固定，迅速送往关节外科就诊。

　　如果耽误时间，肿胀的关节就很难再回复至原来位置。

　　在医疗机构一般不会一次性复位，可以采用让患者俯卧于床上，用腕部悬挂重物牵引的方法（Stimson法），或者患者仰卧，一边牵引上臂，一边渐渐向上举的方法（Zero position法）来慢慢复位。

　　在无法用手法复位的情况下，可采用全身麻醉后手术的方法。

　　复位治疗后固定肩部，待完全治愈后才可解除固定。

　　周围肌肉和关节囊不能复位完全者，治疗后再次脱位或反复性肩关节脱位情况下，也必须进行手术。

肩关节易脱位

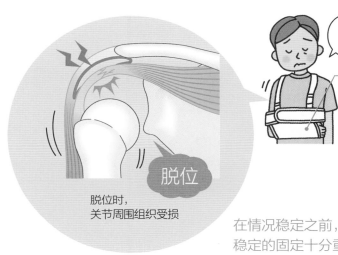

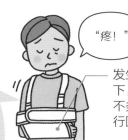

"疼!"

发生脱位情况下，小臂疼痛不多的地方进行固定

脱位

脱位时，关节周围组织受损

在情况稳定之前，稳定的固定十分重要

脱位的复位方法

Stimson 法

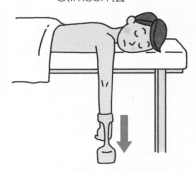

俯卧于床上，使肩部放松，腕部用 3 公斤重物悬挂的方法，数分钟后可复位

Zero position 法

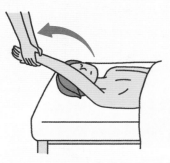

仰卧于床上，一边牵引上臂一边缓慢上拉的方法

　　骨骼虽然伴随肌肉收缩进行机械活动，但肌肉和骨骼并不是固定在一起的。将固定骨和肌肉的部分称为肌腱。

　　为了保持肌腱活动润滑，在手腕部存在名为"腱鞘"的鞘状组织。腱鞘炎是由于肌腱和腱鞘反复地摩擦，使腱鞘发生炎症的状态。炎症发生，即可出现肿胀，活动困难，疼痛等症状。

　　腱鞘炎通常都是在手腕部发生，在肩部也会出现类似症状的"肌腱炎"。引起筒状滑液囊的炎症，影响从此处穿过的长肌腱，产生疼痛。因为不是在腱鞘所以称为肌腱炎更为准确，但也俗称"肩部的腱鞘炎"。

　　肩部肌肉长时间活动过度是造成肩部肌腱炎的主要原因。例如：棒球的投球运动、保龄球、网球等运动经常活动肩部的人。钢琴、小提琴、吉他等演奏乐器的人，在工厂流水线工作的人，还有经常使用电脑的人，长期反复摩擦同一部位肌肉的人常见此病。

　　症状主要有由于肌腱周围炎症引起肌腱活动困难，活动肩部时疼痛，活动受限。静止时也会出现疼痛。

　　如果患上肌腱炎，首先必须要休息患部，消除炎症。患部不能活动，为了得到正确诊断必须要到关节外科就诊。治疗常采用抗炎症药物、膏药、类固醇注射等药物治疗，以抑制炎症发生。患部休息减轻负担1~2周后，大体上会感觉轻快些。

　　疼痛缓解后，为了预防再发，在未出现疼痛的范围内，也要缓慢进行大幅度活动，改善血流，预防浮肿和萎缩也是十分重要的。温暖肩部，促进血运也是十分有效的。

过度活动肩部导致肩部的肌腱炎

长时间反复使用同一部位肌肉的人注意

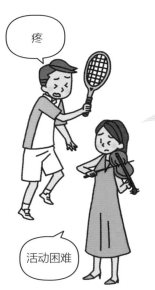

疼

活动困难

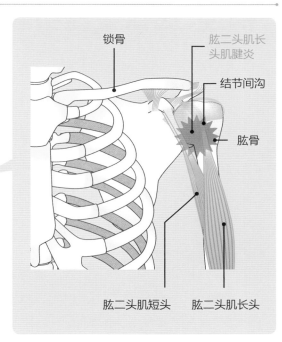

锁骨

肱二头肌长头肌腱炎

结节间沟

肱骨

肱二头肌短头　　肱二头肌长头

 预防措施

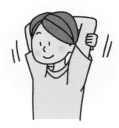

在运动前，肩部进行充分的准备活动

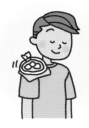

运动后进行冷敷

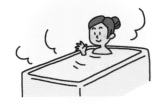

进行热浴促进全身血液循环

 POINT

不要过度使用肩部是最重要的预防！

神经、血管受压引起的疼痛

胸廓出口综合征，由于锁骨和第一肋骨（最上方的肋骨）之间（胸廓上口）狭窄，从此处通过的血管神经易受到压迫，颈肩部、上肢会出现麻痹症状。根据病因不同，接下来的篇幅可分为四种情况。

溜肩且肌力较弱的人易发生胸廓出口综合证，多见于30岁左右的女性。溜肩的人中，在体型上，胸廓上口狭窄，此处肌力较弱，再加上臂丛神经受压，即易出现胸廓出口综合征。

也有平肩且颈部较短的肌肉男性，由于肌肉发达继而压迫胸廓上口的情况。

虽然血管神经被压迫的位置不同，但最常见的症状都是从上肢到手掌的麻痹。除此之外，还会出现上肢的倦怠感、疼痛、肩痛、颈痛等症状。还有，动脉受压，可导致手指发凉，指端溃疡（溃烂），自律神经紊乱可伴随头痛、眩晕等症状。

在治疗上，为缓解疼痛等症状可给予消炎镇痛药，胆碱受体阻滞药。此外，热敷颈、肩部的温热疗法可缓解疼痛。

应用药物疗法疼痛缓解后，可进行锻炼肩部肌肉等增加颈肩部肌力的运动。就肌力而言，锁骨和第一肋骨间隙增宽时，疼痛和麻木感较难出现。

当疼痛剧烈时，可注射局部麻醉药行神经阻滞疗法。

同时，有必要改善姿势以避免压迫血管神经。

锁骨和第一肋骨间隙狭窄易诱发胸廓出口综合征

胸廓上口狭窄

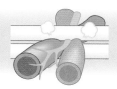

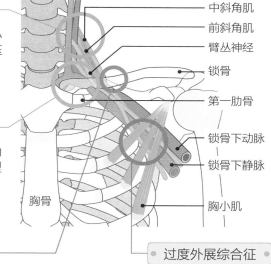

中斜角肌
前斜角肌
臂丛神经
锁骨
第一肋骨
锁骨下动脉
锁骨下静脉
胸小肌
胸骨

斜角肌综合征

颈部延展出的斜角肌有一小口，在此部分的血管神经受压类型

颈肋综合征

颈椎异常骨（颈肋）在第一肋骨上突起，压迫血管神经类型

肋锁综合征

锁骨和第一肋骨之间，血管神经受压，是胸廓出口综合征最常见的类型

过度外展综合征

胸小肌下血管神经受压类型

易发生胸廓出口综合征的体型

溜肩女性

肩部周围肌肉薄弱的女性

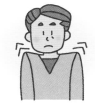

颈短平肩肌肉的男性

腕管综合征

腕管综合征，多见于长时间的打字员、超市收银员、缝制业、汽车组装、口腔技师、过度活动指端和手腕的人。

手腕非自然固定，持续性指尖工作，或者反复活动手腕，有持续性的外力施压，手掌桡侧神经受压，手指出现麻木的现象。

腕管综合征，在患有糖尿病、肝病、风湿、肾衰竭接受血液透析等慢性疾病的人群中易发生。由于雌激素分泌紊乱，妊娠、分娩期和更年期的女性也是易患人群。

腕管位于手腕的桡侧，是腕骨和屈肌支持带围成的狭窄管道状神经通路。在腕管中，有正中神经通过。

正中神经支配拇指、食指、中指、无名指（拇指半侧）桡侧区域的感觉。

由于手腕的过度使用、外伤等原因，会出现肌肉肿胀、正中神经受压、手指麻木等现象。

随着疾病的进展，不仅是桡侧，上肢、肩部都会出现疼痛、麻木。

一般情况下，清晨疼痛比较强烈。从手腕开始伴随疼痛，有时夜间也会出现疼痛的状况。

严重情况下，拇指附着的肌肉麻痹、手指出现无力感、感觉迟钝。拇指和食指比环做OK手势会感到费力。

为改善这些症状，手腕需要休息，减轻对于手腕非自然的负担。症状严重的情况下，可以研究探讨解除神经压迫的手术。

由于手腕使用过度出现麻木的腕管综合征

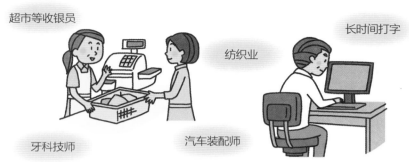

超市等收银员

纺织业

长时间打字

牙科技师

汽车装配师

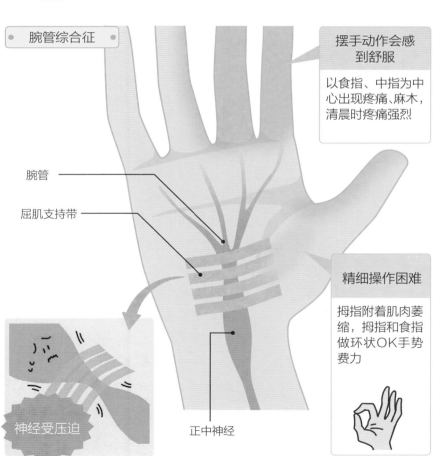

腕管综合征

摆手动作会感到舒服

以食指、中指为中心出现疼痛、麻木，清晨时疼痛强烈

腕管

屈肌支持带

精细操作困难

拇指附着肌肉萎缩，拇指和食指做环状OK手势费力

神经受压迫

正中神经

在医院接受保守治疗

颈椎疾病的基本治疗，首先应采取保守疗法。

保守疗法，是指除外科疗法（手术）以外的治疗方法，是可以抑制疼痛，恢复正常机能的疗法。

颈椎病的主要保守疗法有：静养疗法、物理疗法（牵引疗法、器具疗法）、温热疗法、药物治疗、运动疗法等。

除急性期需要在医疗机构住院接受保守治疗，轻症也需要定期到医院去。当然，在家也可以进行静养疗法和药物治疗等方法。

● 静养疗法

用石膏或三角巾等将患部固定，保持不动的治疗方法。由于出现炎症、外伤原因、出现急性症状的情况下，可以采取静养疗法。也有仅保持静止便可缓解症状的情况。

● 物理疗法

物理疗法有两种：稍微牵引患部，便可解除肌肉紧张感的牵引疗法；一边将颈椎患部与衣领固定，限制诱发疼痛的动作，一边进行复位的器具疗法。

牵引疗法需要在医院内进行。颈椎受损情况下，下颚和颈部用绷带悬挂，向上牵引，颈椎伸展可减轻压迫感和紧张感。

应用牵引疗法时，需与缓解放松同时进行。

器具疗法需要在医院处置，用颈椎固定器将颈部固定。

避免由于颈部活动刺激损伤部位的神经，同时也能保持患部静止不动。

主要还是需要在医疗机构由物理技师或医生来进行。

由于固定器具需长时间佩戴且不能活动，所以会出现患部周围肌力下降的情况。观察症状恢复的情况，逐渐缩短器具使用时间。

在医院接受保守治疗

保守治疗一段时间观察看看

静养疗法

用石膏和三角巾等固定患部。

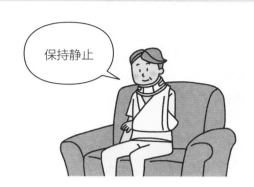

保持静止

牵引疗法

颈椎延展，减轻颈椎部肌肉、韧带的紧张感。接受治疗时牵引下颚的姿势是向斜上方牵引，间隔15分钟缓解放松，重复牵引。

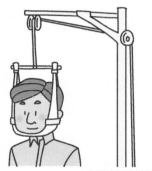

＊在医疗机构进行

器具疗法

应用颈椎固定器固定患部。

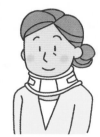

＊长期使用会造成肌力下降，观察恢复程度，缩短使用时间和疗程

●温热疗法

暖贴（胶体发热剂放入背贴中）、电治疗仪照射患部使肌肉发热，改善血运，促进乳酸等疲劳物质的排出。

也可用于慢性肩部酸痛，促进患部血液循环。

除在医院进行治疗，在家中也可以进行。但是在家中，要注意避免温度过高或过低。此外，神经损害、感觉迟钝的情况也要格外注意。

提到在家中进行温热疗法，热浴也有温热疗法的效果。浸入温热的浴缸中，可以促进血液流动，缓解肌肉疲劳。本书第5章有详细介绍，请务必一试。

当炎症还存在时，加热患部可能会导致疼痛加重。疼痛加重的情况，医生和理疗师等治疗师一定要向患者交待清楚。

在保守治疗的方法中，还有以缓解疼痛和炎症，缓解肌肉紧张感为目的的药物疗法。

关于药物疗法，我们会有详细的说明。

诸如这些保守疗法，持续进行一段时间后，如果情况没有好转，病情进一步加重，应该考虑手术以及保守治疗以外的治疗方法。

在医院接受保守治疗

温热疗法

用暖贴、电治疗仪照射患部，使肌肉发热，改善血液循环。

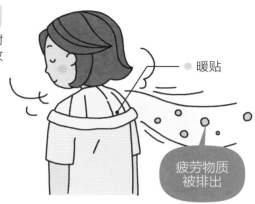

暖贴

疲劳物质被排出

保守疗法的联合应用

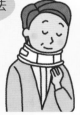

静养疗法

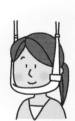

物理疗法

- 牵引疗法
- 器具疗法

根据症状联合应用

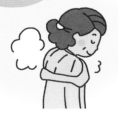

温热疗法

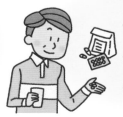

药物治疗

- 非甾体消炎镇痛药（NSAIDs）
- COX-2选择性阻断剂
- 神经妥乐平
- ……

81

对于颈、肩、背部的疼痛应用的药物疗法，主要包括抗炎镇痛药、缓解肌肉紧张和轻度镇痛效果的抗胆碱药，连续服用1~2周。

药物疗法中，主要应用以下药物。

● 非甾体消炎镇痛药（NSAIDs）

应用最广泛的抗炎镇痛药。可以消除炎症、缓解疼痛。

阻断环氧合酶（COX）的酶反应动力，抑制会产生引起疼痛、肿胀的前列腺素类物质，从而缓解疼痛。内服药、栓剂、贴剂、涂剂等，有很多种类。主要的副作用有胃痛、食欲不振等胃肠功能损害和肾功能损害。

● COX-2选择性阻断药

非甾体消炎镇痛药的一种，又有疗效限制，和之前的非甾体消炎镇痛药相比，镇痛效果好，却不易引起胃肠道损害等副作用。

作为非甾体消炎镇痛药，阻断的COX有种类之分，COX-1有维持胃黏膜的功能，COX-2有使炎症恶化的作用。

COX-2选择性阻断药是仅抑制COX-2的作用，故不易损害胃肠功能。

● 神经妥乐平

活化抑制疼痛的神经（下行性疼痛抑制神经），缓解疼痛。除了炎症和外伤性的疼痛，对于慢性疼痛和神经系统的疼痛也是有效的。

很少有副作用，但是有时也会引起发疹、食欲不振、呕吐等症状。

● 神经阻断性疼痛治疗药（普瑞巴林）

用于神经受压、受损害引起的疼痛。抑制神经兴奋，缓解疼痛。对非甾体消炎镇痛药起效难的神经性疼痛也有效果。颈、肩、背部的疼痛经常使用的药品是"普瑞巴林"。常见副作用有困倦、头晕等症状。

●阿片类

作为有麻醉性质的镇痛药，主要用于癌症和术后疼痛，但是一部分慢性腰痛患者也适用。它镇痛作用强，对于非甾体消炎镇痛药无法抑制的剧烈疼痛也十分有效。

除了内服药，还有贴剂，其副作用主要有便秘、呕吐、头晕、困倦等。

●对乙酰氨基酚

作用位点在下丘脑和大脑皮质，有解热镇痛作用。相对安全性较高，在市场销售的感冒药中通常含有此种成分。

虽然抗炎作用不是很强，但是对于轻中度的疼痛也是有效的。副作用主要有胃肠功能损害、肝脏机能损害等。

●骨骼肌松弛药

骨骼肌松弛药，既可以缓解肌肉紧张，也可以缓解疼痛。因为有缓解肌肉紧张、扩张血管、促进血运作用，易将肌肉内贮留的疲劳物质排出。

可用于伴随头痛的肩部酸痛、肩周炎等疾病。可能会出现头晕、无力感等副作用。

●维生素

主要作用于肌肉和神经，缓解疼痛。也可用于促进末梢神经的修复。

维生素B_1、B_6、B_{12}等

维生素B_1有缓解疲劳的效果，也可缓解由于肌肉疲劳引起的酸痛。

除此之外，维生素B_6、B_{12}还有保护神经正常功能的作用。有助于受损末梢神经的修复，缓解疼痛感和麻木感。

维生素E

有扩张末梢血管和促进血液流通的作用。因血流不畅所致的腰酸腰痛也可得到缓解。

什么时候使用膏药？

平日里被肩酸等症状深深困扰的患者可使用膏药。市面上出售很多种膏药。在关节外科就诊时，也会开膏药。

膏药分为冷感膏药、温感膏药、经皮镇痛消炎型等类型。

冷感膏药有使患部清凉的作用，扭挫伤、击打伤等急性炎症的情况下使用。

温感膏药由辣椒提取物等使患部发热的成分复方合成，对由于血流不畅引起的肩酸、腰痛等有很好的效果。

经皮镇痛消炎型膏药可在疼痛和炎症比较严重时贴于患部使用。比起急性期症状，虽然更适用于慢性疼痛，但由于膏药本身有镇痛消炎的复方合成成分，长期使用时一定要注意。

膏药的贴法

基本贴法

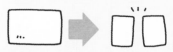

膏药较大时，剪开使用较好。

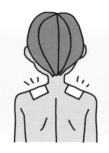

在疼痛部位贴敷使用。

应用 1 颈根部疼痛时

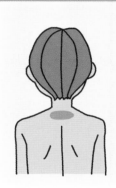

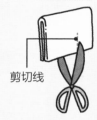

剪切线

将膏药对折，从中央开始到3~4厘米处剪开。

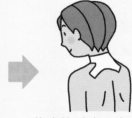

将宽边贴在颈部上方，轻抻左右两边，将颈部包裹。

应用 2 疼痛范围广泛时

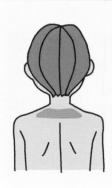

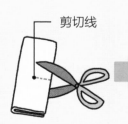

剪切线

将膏药沿纵长轴对折，从中央处3~4厘米处剪开。

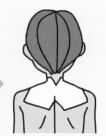

轻抻左右两边，将肩部包括肩胛骨处都覆盖贴上。

通过注射抑制疼痛的神经阻滞疗法

神经阻滞疗法就是在疼痛的部位注射局部麻醉药，以短暂解除疼痛的治疗方法。在此之前介绍的所有保守治疗方法，如果治疗效果不佳，可考虑此种治疗方法。

持续性酸痛、血流不畅，导致进一步恶性循环的产生，所以即使是短暂性地解除疼痛，对于阻断恶性循环也是十分重要的。

神经阻滞疗法，与口服药的镇痛作用相比，效果比较长久。

对于颈肩、背部疼痛进行的神经阻滞疗法，有以下分类：

触发点注射：是最常用的方法。在压痛点和自发性疼痛的部位（触发点）注射局部麻醉药。

硬膜外阻滞：从颈部等身体后侧的脊椎骨中间穿刺进针，在包裹脊髓的硬膜外侧空间（硬膜外腔）注射局部麻醉药。

神经根阻滞：通过X射线检查确定引起疼痛的神经根，注射局部麻醉药和抗炎药。当硬膜外阻滞效果不佳时，可行此种方法。

星状神经节阻滞：在第7颈椎前，靠近喉部的星状神经节注射局部麻醉药。因为此处是交感神经的聚集处，减弱交感神经的功能，在肌肉紧张时，可改善血液循环。

这些治疗方法，最终都是以减轻症状为目的的对症治疗，而不是从根本上治疗疼痛的方法。

如果要在一定程度上改善疼痛，运动疗法等患者本身的行为对疼痛的治疗也是十分重要的。

通过注射阻断疼痛的恶性循环

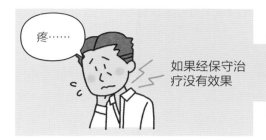

疼……

如果经保守治疗没有效果

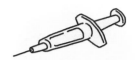

在疼痛部位注射局部麻醉药

第一重要的是"治疗疼痛"

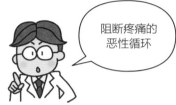

阻断疼痛的恶性循环

硬膜外阻滞

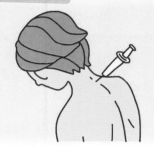

从颈部等身体后侧脊椎骨中间穿刺进针，在包裹脊髓的硬膜外侧空间（硬膜外腔）注射局部麻醉药。

星状神经节阻滞

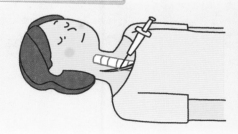

在第7颈椎前，靠近喉部的星状神经节注射局部麻醉药。

通过外科手术解除病因

出现颈肩、背部等症状的疾病，大多是由于颈椎组织变性、压迫神经所致。其中，末梢神经除外，当中枢神经受压而出现症状时，则必须进行外科手术。

变形性颈椎病、颈椎间盘突出症等压迫神经根引起症状时，通过保守治疗也可改善症状。即使是包含神经根的部分末梢神经受压时，经过一段时间，大多数都可以恢复如初。

但是，如果是中枢神经所在的脊髓，一旦受压就很难恢复正常，且会随着时间而恶化，更加难以恢复。

因此，由于脊髓压迫而引起以下症状时，应尽早进行手术解除脊髓压迫。

●手部症状

·按键困难　·使用筷子有障碍

●脚部症状

·不能抬脚，容易跌倒　·下台阶困难

●排泄障碍

·尿频　·残尿感　·便秘

由于压迫引起的功能障碍长期进展时，即使手术后，脊髓也可能不能恢复。

必须进行外科手术时

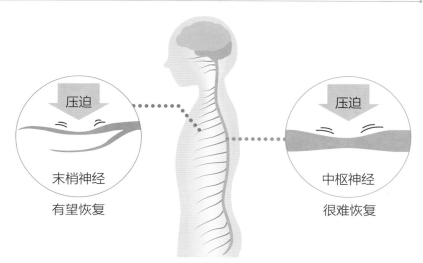

压迫	压迫
末梢神经	中枢神经
有望恢复	很难恢复

压迫末梢神经，大多可治愈，但脊髓等中枢神经的治疗就很难。经过一段时间恢复就更难了。

脊髓压迫出现的症状

手部症状	脚部症状	排泄障碍
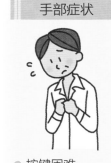	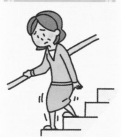	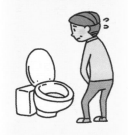
● 按键困难 ● 使用筷子有障碍	● 不能抬脚，容易跌倒 ● 下台阶困难	● 尿频 ● 有残尿感 ● 便秘

脊髓大范围受压时进行椎体成形术

年龄增长、外伤引起的脊椎变形、后纵韧带骨化症等引起大范围的脊髓压迫时，为扩张通过脊髓的椎管以解除压迫，故行"椎体成形术"。

椎体成形术在颈后部功能障碍区域内切开。

脊髓受压部分椎骨的椎体，还有椎体左右两侧沟状的切迹填入。在切迹处，切断的部分棘突、羟基磷灰石制成的人工骨等移植扩张椎管，从而解除对脊髓的压迫。

扩张椎管的方法有两种，"单开式"和"纵切式"，但无论是哪种方法，根据术者和医院的不同而有所差异。

手术也有在显微监视器下进行操作的情况。手术所用时间大概在1~2小时，住院时间大概在10天~2周。

手术后1日左右可以下地行走。但必须注意的是，在康复之前必须佩戴颈椎固定装置，固定患部。

因为移植骨用丝线与椎体固定，所以一般不会引起脱位偏离。

手术后的并发症可以有"单侧肩部上举困难"的症状，因为这是短暂性的症状，数月后可治愈。

此外，还有类似肩酸的症状，但是应用消炎镇痛药治疗均可缓解。

类似于肩酸这类的症状是由于手术时剥离到了颈部的肌肉和韧带。因此，剥离肌肉的范围应该尽可能小一些，想办法保留以前剥离的第7颈椎棘突。

椎体成形术

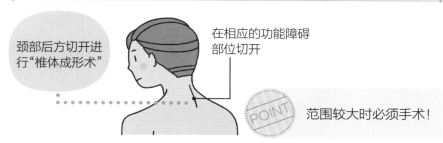

颈部后方切开进行"椎体成形术"

在相应的功能障碍部位切开

POINT 范围较大时必须手术!

椎体成形术

■ 纵切式（正中纵切式）

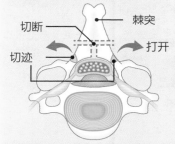

切断　棘突
切迹　打开
人工骨等

从椎体左右两侧的切迹进入，切下棘突

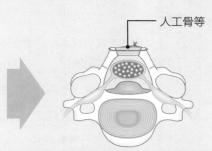

椎体向左右扩张，移植切断的部分棘突或人工骨等材料

■ 单开式

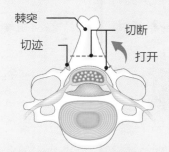

棘突
切迹　切断
打开

如图所示从压迫神经的椎体上的切迹进入，单侧切开

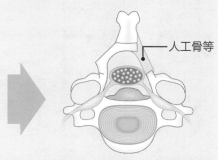

人工骨等

空缺部分用人工骨移植扩张椎管

前方减压固定术

当脊髓有1~2处或部分受压时，可以进行前方减压固定术。

前方减压固定术在颈部前大约5厘米处切开手术。将压迫脊髓的骨刺或椎间盘髓核等病变和周边椎体、椎间盘等取出，解除压迫。

因为取出的地方出现了空间，可以从患者骨盆等处取骨或者移植人工骨。根据情况不同，也有用金属制板加强固定的情况。

手术时间1处大约需要2小时。必须住院2~3周。

手术后，颈部和下颚必须牢固地固定，至少佩戴4周的颈椎固定装置，固定移植骨部分。

这个手术需要高超的技术，根据医疗机构的情况，即使脊髓受压范围比较狭窄，也可进行椎体成形术。

由于取出了能够使颈部灵活活动的椎间盘，之后的活动多少会出现一些不适表现，但是不会造成生活困难。

移植骨出现偏离脱位的情况比较少见。但是，由于增加了其他椎骨的负担，原发椎骨外的其他椎骨可能会再发。出现这种情况时，需要再次进行手术。

骨化摘除术

骨化摘除术，因后纵韧带骨化症引起的脊髓压迫，压迫范围较小时可实施这种术式。

基本的手术方法和前方减压固定术相同。将骨化增厚的韧带部分和周围的椎体、椎间盘摘除，解除脊髓压迫症状，切除后的空间可以用骨或人工骨移植固定。

 用语解说　　人工骨　　用于骨的缺损部分或手术后骨修补的人工材料。以陶瓷或者羟基磷灰石等为原料。

前方减压固定术、骨化摘除术

有2处受压情况的前方减压固定术

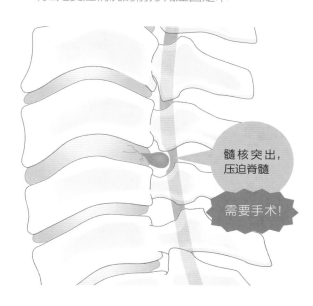

髓核突出，
压迫脊髓

需要手术！

前方减压固定术

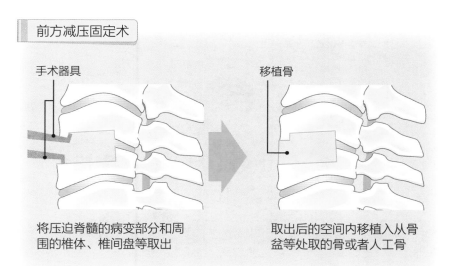

手术器具

移植骨

将压迫脊髓的病变部分和周围的椎体、椎间盘等取出

取出后的空间内移植入从骨盆等处取的骨或者人工骨

什么是心因性疼痛？

　　至此我们提到的引起疼痛的原因有颈肩、背部的疾病，事故等外伤，还有不安、抑郁、精神压力、患者性格等精神因素，慢性疼痛等。

　　此外，脑功能出现问题也易引发疼痛。

　　因此，首先做脑电图检查、头部 MRI（核磁共振成像）检查，脑血流状态 SPECT（单光子发射计算机断层成像术）检查等，确定脑功能是否有问题。

　　还有，了解患者的性格、思考方式、价值观等倾向的心理检查也是必须的。

　　如果结果表明精神因素对疼痛有影响，采取以下的应对方式是十分重要的。

　　即便是心因性疼痛，药物疗法也是有效的。使用镇静药、抗抑郁药、抗癫痫药、抗精神病药等精神科用药，可以改善由精神因素引起的疼痛。

　　此外，还需进行心理咨询或者心理疗法中的认知行为疗法。

　　在认知行为疗法中，将限制疼痛的想法变成"即使疼痛着，也能做很多事"的想法，基于这样的想法采取行动，确认能做事情的同时，掌握应对顽固性疼痛的方法。

　　这样做后，痛苦会有所减轻。

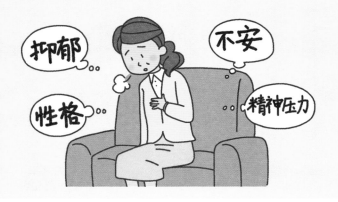

第4章

消除颈、肩、背部
疼痛的生活调理

介绍有关改善肩部酸痛的慢性
进程以及预防等生活方面的内容。
注意关于饮食、运动、姿势等方面
的调理，肩部酸痛的症状就不会轻
易找上你。

首先重新评估在日常生活中是否存在疼痛的病因

重新评估生活习惯

由于肩痛是最切身的症状，如果出现肩部酸痛，选择按摩、贴膏药的方式比较多见。

如果只是暂时性的肩部酸痛，这样的处理方法的确可以缓解症状。但是，说到底这也只是对症疗法。如果不能解除引起肩痛的根本因素，就会再次引发肩痛。

如果肩痛反复发作，也许在生活中存在引起肩痛而又难以消除的习惯。

在日常生活中，容易引起肩痛的动作和姿势有很多。这类动作经常无意识地持续进行。久而久之，便会引起慢性肩痛。

如前所述，肩痛的三大因素有不良姿势、运动不足、精神压力。所以对于自身肩痛要明确究竟是由哪方面引起的，然后改善生活习惯。

还有，在解除肩痛原因的同时，在饮食、睡眠等生活习惯上也要改变，这样才不容易引起肩痛。

寒冷也是引起肩痛的常见原因。当身体受寒时，因为血液流通不良，肌肉僵硬，活动量减少，极易引起肩痛。

事实上，这些预防肩痛的生活习惯，也有助于降低肩痛以外其他疾病的风险。与肩痛有关的生活习惯得到改善，疾病风险下降，身体也会变得更加健康。

在生活中解除肩痛的关键

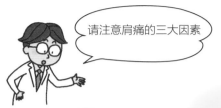

请注意肩痛的三大因素

也要注意饮食、睡眠不足、寒冷

运动不足

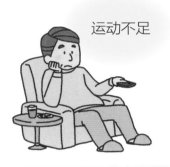

姿势不良

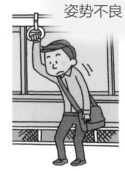

精神压力

这些得到改善，肩痛也会解除

抽出时间至少活动一下身体　　平日里注意饮食均衡　　　　闲暇时放松心情

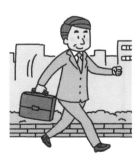

饮食要均衡

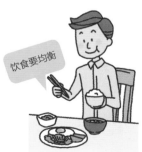

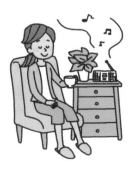

POINT　改善引发肩痛的生活习惯，也会降低其他疾病的风险！

在饮食上促进血液流通、解除疲劳

为了改善血流不畅、肌肉疲劳，营养也是非常关键的。

例如促进血液流通的营养素就有维生素E。在杏仁、榛子、核桃等坚果、鳗鱼烤鱼片、鳕鱼子等食物中富含维生素E。

还有，不饱和脂肪酸中的一种DHA（二十二碳六烯酸）、EPA（二十碳五烯酸）也有预防动脉硬化、促进血液流通的作用。在青鱼、沙丁鱼、竹荚鱼、秋刀鱼等中都富含这些物质。

柠檬酸具有将引起肌肉疲劳的疲劳物质——乳酸等排出体外的效果。在咸梅干、柠檬中此种营养素含量较多。

肌肉是由蛋白质构成。在牛肉、猪肉、鸡肉、鱼肉等肉类，豆腐、纳豆等大豆制品中含有大量蛋白质。

此外，钙、钾、镁等矿物质在肌肉的活动和身体各项功能中有帮助作用。特别是钙，它是构成骨骼必不可缺的成分。那就从牛奶、小鱼中多多摄取些吧！

钾多蕴含在香蕉、猕猴桃、马铃薯、切后晒干的萝卜片中，镁多富含在杏仁、腰果、大豆制品、芝麻、糙米中。

正是由于这些物质在体内相互作用，共同协作，对维持体内平衡十分重要。无论哪种物质都不要大量摄取，待重新评估饮食后，再来补充缺少的物质。

在病程中，限制饮食对治疗也会产生影响，请务必遵守医生的医嘱。

还有，过量摄取也要引起注意，肥胖的也是需要减重的。

 用语解说　不饱和脂肪酸　是脂肪的组成成分——脂肪酸的一种，植物和鱼类的脂质内多含有此物质。其作用有预防动脉硬化和血栓，降低血压，降低 LDL 胆固醇。

改善肩痛的饮食

构成肌肉的营养素

蛋白质

- 牛肉、猪肉、鸡肉、鱼肉等肉类
- 豆腐、纳豆等大豆制品

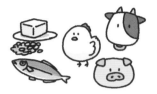

在饮食上多加注意，消除肩痛

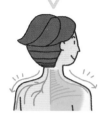

将疲劳物质排出体外的营养素

维生素 E

- 坚果
- 烤鳗鱼片
- 鳕鱼子

DHA、EPA

- 沙丁鱼
- 竹荚鱼
- 秋刀鱼

柠檬酸

- 咸梅干
- 柠檬

有助于肌肉活动和机体各功能作用的营养素

钙

- 牛奶
- 小鱼

钾

- 香蕉
- 猕猴桃
- 马铃薯
- 切好晒过的萝卜干

镁

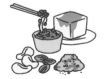

- 杏仁、腰果
- 大豆制品
- 芝麻

为缓解肩痛，良好的睡眠也是十分重要的。

一个优质的睡眠可以使身体和大脑休息、解除疲劳、消除精神压力。为了避免睡眠不足的情况，夜里应尽可能地好好睡觉。

虽然这样说，有时即使有困意想睡觉，但是也不能顺利地入睡。为了顺利入睡，一个放松的状态是非常必要的。例如，若是心事重重、不安，并且强烈感受到精神压力时，自律神经就会持续性紧张，就不能达到放松的状态。

在很多失眠患者中，也有因为睡不着这件事成为了精神压力，更加难以入睡，形成恶性循环。

究竟必须睡多长时间并没有确切的规定，适合的睡眠时间个体差别还是很大的。如果白天大量活动但没有入睡障碍，这类睡眠就是优质的。

对于睡眠不好的人，可以尝试以下方法。

●增加白天的活动量

早上起床不要睡懒觉，白天行动活跃些，身体会感到适度的疲惫，很容易入睡。如果运动时间太晚太迟，相反会感觉很清醒而睡不着。

●午睡时，时间尽量早，尽量短

改善午睡的习惯，在夜里入睡就会容易些。

●尝试改善卧室环境

光亮、气温、噪音等入睡环境也会对睡眠产生影响。可以尝试营造一个舒适安静的睡眠环境。

还有，睡觉时的姿势如果不佳，也会导致疲劳感残留，颈肩背部疼痛。接下来要说明一下睡觉时姿势的注意事项。

优质睡眠的秘诀

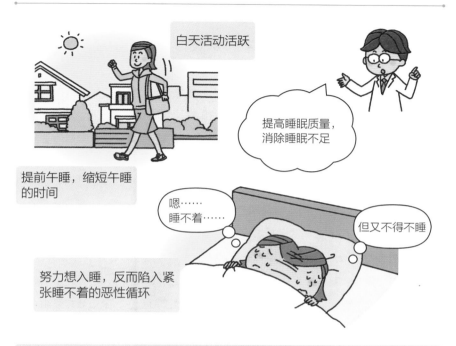

白天活动活跃

提高睡眠质量,消除睡眠不足

提前午睡,缩短午睡的时间

嗯……
睡不着……

但又不得不睡

努力想入睡,反而陷入紧张睡不着的恶性循环

卧室的环境影响睡眠质量

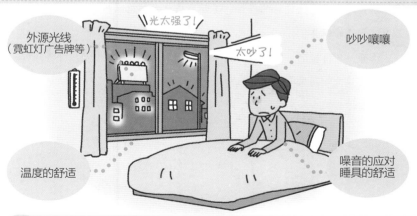

外源光线
(霓虹灯广告牌等)

光太强了!

太吵了!

吵吵嚷嚷

温度的舒适

噪音的应对
睡具的舒适

POINT 不能顺利入睡时,尝试改善环境。

负担最轻的姿势是仰卧位。因为这样睡觉较易均匀地分散体重，也不会妨碍血液流通。

相反，最易引起肩痛的姿势是俯卧式。因为不管怎样颈部必须要朝向左右某一侧，所以这样会导致肌肉扭转、产生负担。

还有，睡觉时，脊柱最理想的姿势是自然的S形弯曲。而俯卧位的姿势，腹部紧贴床面，腰椎向下，身体呈相反的姿势。这种姿势会压迫颈部后面的肌肉，造成血液流通不良。

在睡具的选择上多加注意也是十分必要的。特别重要的是被子不要过于柔软。虽然很多人喜欢柔软的睡具，但是柔软的睡具会使身体陷进去，难于翻身，更为严重的是由于腰部陷进去最深，不能保持正常的腰曲和脊柱的S形。当腰部弯曲时，颈椎延伸导致持续性紧张状态。

还有，不能妨碍自由翻身也是很重要的。过重的被子，紧小的睡衣都会使翻身变得困难。睡觉时翻身受压的部分会有血液体液潴留，很有必要解除这类情况。

睡觉时尽量保持仰卧的姿势，不妨碍脊柱自然弯曲的S形，也要选择适于翻身、舒适的睡具。

还有，在睡具中，枕头也是很重要的。当早晨起床，感到颈部疼痛时，很有可能是枕头的高度不合适。

最理想的枕头基本上不仅对头部，对颈部也有支撑作用。

减轻颈、肩、背部负担的睡眠方式

睡觉时正确的姿势

仰卧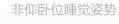

仰卧位负担最轻

视个人情况，选择不硬不软的床垫

仰卧位睡眠时，腰部陷入深度在3厘米左右的硬度最好

3厘米

非仰卧位睡觉姿势

朝向侧面

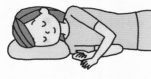

膝盖轻度弯曲，使用比仰卧位睡觉时稍高一点儿的枕头

俯卧位

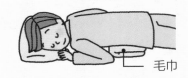

毛巾

俯卧位睡觉时，在腹部下垫入毛巾等物品

正确选择枕头

仰卧位睡觉时，颈部下产生间隙，枕部和肩部支撑颈部，承担这部分压力

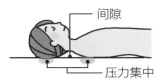

间隙

压力集中

5~7厘米

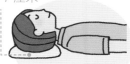

适合枕部至颈肩曲度的枕头比较好

10~15厘米

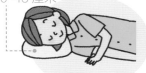

朝向侧面睡觉的人，枕头高度在10~15厘米比较好

重新评估姿势

平日里不经意站立时，对自己的站立姿势都不会特别留意。

在这里，我们要介绍一下不易引起肩部酸痛，减轻颈椎、颈肩部肌肉负担的站立姿势，请与自己的站姿进行对比。无论在何时何地，都必须有一个良好的站姿，所以请试着与自己无意识的站姿进行对比，注意尽量保持一个减轻负重的站立姿势。

正确的站立姿势，应该保持脊柱呈自然S形弯曲。

抬起下颚，头部挺直，颈部和背部肌肉舒展。两肩放松左右高度一致。挺胸，轻轻收腹，不要让肚子向前探出。轻轻提臀，收紧肛门，保持平衡，正确的站立姿势就这样形成了。不要过于用力，有立刻活动的力气就行，也不会轻易疲惫。

目标是从正侧方观察站立姿势时，外耳门、肩峰、髋关节中心、膝关节中心、踝关节的连线要形成一条直线。最好让家人或身边的朋友帮忙检查一下。

如果已经养成了不良站姿的习惯，改成这种站立姿势会很容易感到疲劳。慢慢修正自己的站姿，向这种姿势靠近，渐渐就会养成习惯的。

这样的站姿会使身体负重均匀分散，因此不易引起肩痛，亦不易引起疲乏。

不易疲劳的站立姿势

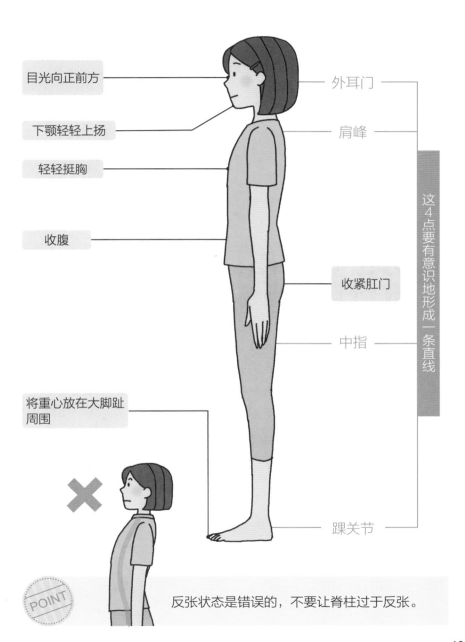

目光向正前方

下颚轻轻上扬

轻轻挺胸

收腹

将重心放在大脚趾周围

外耳门

肩峰

收紧肛门

中指

踝关节

这4点要有意识地形成一条直线

POINT

反张状态是错误的，不要让脊柱过于反张。

正确的坐姿

各位读者：您一天大概有多长时间是坐着的？在公交车内、办公桌前、读书或者看电视等，现代人每天坐着的时间都很长。所以如果能够注意坐着时的姿势，肩痛也很难发生。

坐位时的不良习惯代表性的有跷二郎腿。跷二郎腿时，体重向一侧倾斜，容易产生疲倦感。盘腿坐和歪着坐也是同样的道理。

还有坐在椅子上时，如果坐得浅，因为要挺起颈部，就需要发力。为了保持背部笔直的线条，坐得深一些，当座位过于柔软，坐在臀部会陷下去的椅子上时，背部就会弯曲。所以在背部倚靠部位与腰部之间的空隙中插入靠垫等，背部就不会弯曲了。

调节座位的高度，让脚掌全部贴在地板上。这时的目标是让膝盖与大腿根部基本上等高。在座椅的高度不可调节的情况下，可以在地板上放置一块台板，或者在座椅上放一个硬实的坐垫来调节。

还有，为了不使背部弯曲，可以设法使电脑屏幕的位置稍微抬高些，或者将阅读的书本放在台子上。

席地而坐的情况下，背部很容易就弯曲了。将坐垫折成两折放在臀部下，背部肌肉比较容易伸展。尽量避开歪着坐、盘腿坐等左右偏坐的坐姿比较好，但是遇到不可避免的情况时，左右两侧要经常更替。

即使是正确的坐姿，长时间保持同一个姿势也会使血流缓慢，积累疲劳。为了预防肩部酸痛，每30分钟为一个周期，站起来，来回走走，伸展一下身体。

不易疲劳的坐姿

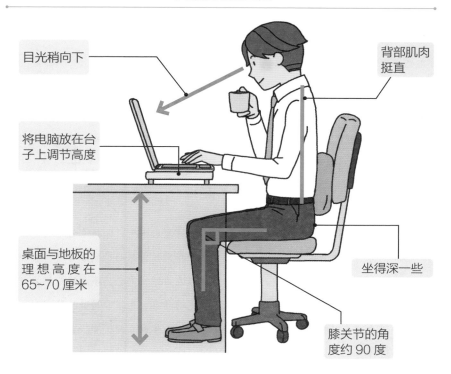

目光稍向下

背部肌肉挺直

将电脑放在台子上调节高度

桌面与地板的理想高度在 65~70 厘米

坐得深一些

膝关节的角度约 90 度

当椅子的高度不合适时设法调节

过高情况	过低情况	沙发上

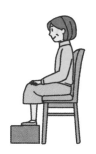

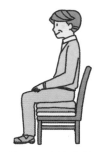

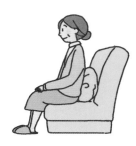

在地板上放一块垫脚的台子

放置硬实的坐垫

在腰部后面插入靠垫

107

消除运动不足

因为适度的运动会促进血流可解除肩痛，所以身体要积极活动起来。不一定非要运动或特殊活动，在生活中散步或者做家务等活动就足够。

步行是最简单的解除运动不足的方法。在平日里多注意走路的姿势就不会轻易引起疲劳。

走路时的姿势，微收下颚，背部伸展，挺起胸廓。走路时，脚尖蹬地抬起，脚后跟牢牢地踩地。

配合着脚部的动作，两臂轻轻摆动，保持左右平衡。保持左右平衡是很重要的，当一侧提着较重的行李时，一侧就会持续性紧张而感到疲劳。将其放入一个适合身体的帆布背包里，左右分开，且左右经常更替，不要仅一侧负重。即使是双肩背包，如果背了使背部开始摇晃的物品，为了维持身体的重心也会耗费体力，易引起疲劳。如果行李过重，也有身体向后倾，减轻前面重量的情况，这样负担会加重。

鞋子也是重要的一个因素。不合脚的鞋、不便于走路的鞋也是导致不良姿势的原因之一。长时间步行时，选择合脚、便于行走的鞋。能够减轻脚掌受到的振动，有减震功效的鞋子会比较好。

高跟鞋重心偏向前方，需要用力来保持颈部的挺直。穿高跟鞋出去时，带一双便于行走的鞋，可以在感到疲劳之前换一下鞋子。

消除运动不足

生活中消除运动不足

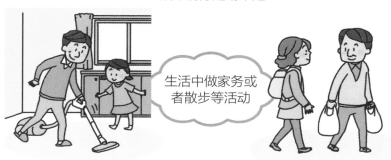

生活中做家务或者散步等活动

正确的走路姿势

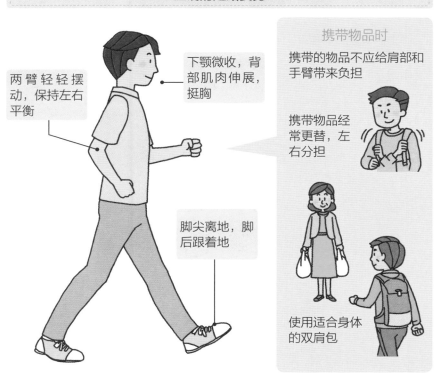

两臂轻轻摆动，保持左右平衡

下颚微收，背部肌肉伸展，挺胸

脚尖离地，脚后跟着地

携带物品时

携带的物品不应给肩部和手臂带来负担

携带物品经常更替，左右分担

使用适合身体的双肩包

重新评估精神压力

肩痛的三大因素中精神压力是其中之一。精神压力，是由于自律神经不能很好工作，引起身体不适，身体不适引起精神压力，使肩痛恶化。

但是，虽然是说"解除精神压力"，但在现实中消除精神压力不是很难吗？

避免精神压力的生活，恐怕是不可能的。但是，在某种程度上控制由精神压力带来的影响还是可能的。

自律神经在交感神经和副交感神经相互作用下，保护身体的各项机能。

为何说忍受精神压力不好呢？在感到精神压力时，工作的交感神经一直在工作，而无法休息。和本应交互工作的副交感神经之间的平衡破坏，自律神经的机能就不能很好发挥了。

为了让交感神经休息，转换心情、放松、做些快乐的事情都是十分必要的。这就是所谓的"消除精神压力"。

还有，无论何时何地，最简单的消除精神压力的方法就是腹式呼吸的深呼吸。

当感觉到精神压力时，下意识缓慢深深地用鼻吸气，使腹部鼓起来，呼气时，腹部凹进去。

进行腹式呼吸的深呼吸，自律神经聚集的横膈膜处受到大幅度活动的刺激，就能够放松了。要是感到精神压力大，一定要试一试。

控制精神压力

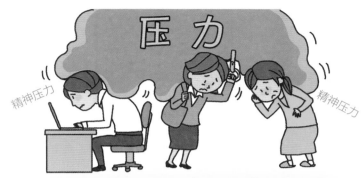

在精神压力下"交感神经"一直
保持工作状态

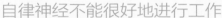

自律神经不能很好地进行工作

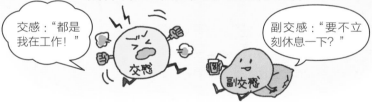

交感："都是我在工作！"

副交感："要不立刻休息一下？"

为了缓解精神压力进行腹式呼吸

1 通过鼻腔进行深长吸气

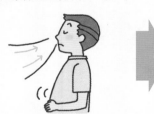

缓慢深吸气的同时感受腹部膨起

2 通过口腔呼气

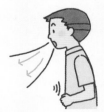

缓慢呼气，感受腹部凹陷

这样的事也与肩痛有关

不忽视任何轻度不适感

平常不会在乎的一些小的不适也与肩痛相关。

例如，有被鞋磨破脚或者鸡眼、拇外翻等足部问题，这样的事儿都习以为常而置之不理的大有人在。但是，这样无意识间就会对走路方式产生影响。因为走路费力以至于姿势混乱，一侧负担加重，与肌肉疲劳引起肩痛等其他症状有关系。想到这些的人，这时尝试治疗怎么样？

还有，眼睛不适与肩痛也有关系。近视的加重，老花眼的形成，调焦能力下降，视力也在不知不觉中发生了改变。即使视物费力也要忍着看清楚，这样会因眼睛疲劳而引起肩痛。眼镜或者角膜接触镜需要定期重新检查。

说到眼镜，眼镜本身在经过一段时间之后框架会变松，变得不再适合自己的脸型。也有因为变瘦、变胖、发型的改变而使眼镜变得不再合适。

由于眼镜不稳定，无意识地支撑会给颜面部带来压力，也易发生肩部酸痛。眼镜不只镜片，镜框也要定期维护保养。

还有，贫血和头痛也是容易引起肩痛的不适因素。"从很久以前就这样了"，也没有接受任何治疗，有很多一直忍着的人对此很意外，这些症状在治疗后，肩部酸痛等不适感也会自然消除。

小的不适引起肩痛

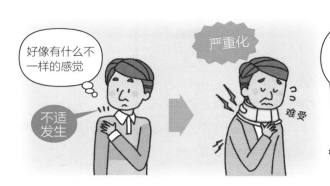

好像有什么不一样的感觉

不适发生

严重化

难受

如果放任小的不舒服不管，就会引起严重疾病

足部不适	眼睛不适	贫血、头痛

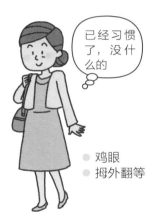

已经习惯了，没什么的

● 鸡眼
● 拇外翻等

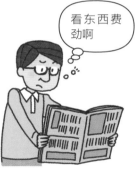

看东西费劲啊

● 近视进行性加重
● 老花眼

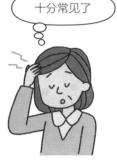

十分常见了

● 贫血
● 头痛

置之不理的话

置之不理的话

置之不理的话

姿势混乱肌肉疲劳引起肩痛！

眼睛疲劳引起肩痛！

不及时治疗引起肩痛！

不要放过小的不适，积极地治疗！

与肩痛密切相关的是眼睛疲劳。因为眼睛疲劳会引起肩痛或者头痛，倦怠感，全身各种不适。

近视、远视、斜视等视力方向异常，或者眼部疾病等原因有很多，再加上"过度用眼的环境"这样的事，更使眼睛疲劳加剧。

例如，读书或者看电脑、手机的使用等，眼球很少活动，持续性集中，眨眼次数减少的工作，可说是加重用眼负担的环境。

也有感觉眼痛、视物朦胧、干眼、流泪等症状。除了眼睛外，还会引起头痛、肩痛、呕吐等其他症状。

当出现视力方向或者眼部疾病等原因的情况下，需要去眼科接受治疗。眼镜或者角膜接触镜的度数也要定期检查以便适合自己。环境是主要原因的情况下，改善环境也是必须要做的。

当进行用眼负担较重的工作时，不要长时间持续工作，应适度使眼睛得到休息。

读书等入迷时，很难注意到疲劳。规定时间合理休息比较好。

由于眨眼次数减少，可以下意识地多眨眨眼。

还有目视远方，眼球上下左右动一动，可以缓解眼部周围的肌肉。这时，颈肩也一起活动活动，拉伸一下会达到缓解疲劳的效果。来回走走，站起来做做操等全身运动也是很有效的。

除此之外，为了不使身边环境较暗，放置一个台灯等，整理出一个减轻疲劳的环境。

因为眼睛疲劳引起肩痛

近视、远视、斜视与眼睛疲劳相关

并且

过度用眼的环境会使症状恶化！

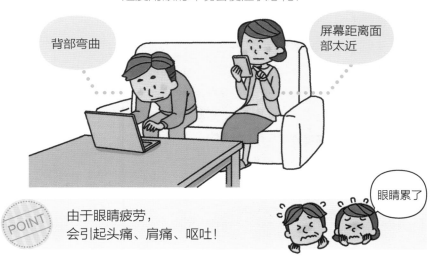

背部弯曲

屏幕距离面部太近

眼睛累了

POINT 由于眼睛疲劳，会引起头痛、肩痛、呕吐！

想办法预防眼睛疲劳

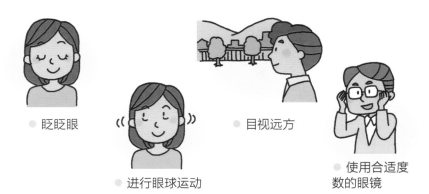

● 眨眨眼

● 进行眼球运动

● 目视远方

● 使用合适度数的眼镜

预防寒凉，消除肩痛

这里提到的"寒凉"是指体温下降的状态。

我们的身体在感受到寒凉时，根据自律神经的工作，手脚等指端末梢部的血流会减少，向重要脏器等中心部流动。

还有，为了防止身体散热，会无意识地用力，做出蜷缩的姿势使体表面积小一些。这样做很容易引起肌肉疲劳，血液流通也会不畅。

还有因为寒凉，懒得动，在生活中易使活动量降低。从而活动身体产生的热量也会相应减少。

体内产热最多的是因为肌肉的作用，肌肉量较少的人，产生热量的能力比较弱。所以，寒凉容易使肌肉疲劳，引起活动量下降，并且因为肌肉量较少，会变成容易感到寒凉的体质。

为了不使身体寒凉，尽量选择容易穿脱的合适的衣服，便于及时调节温度。而一些不便于活动的厚衣服，因为会使血液流通不顺畅，更容易感到寒凉，反而会成为引起肩痛的原因之一。

夏天应对寒凉的措施也是十分必要的。空调或者电风扇的风会使体温下降，要灵活使用护膝、披肩等用品，尽可能避免被风直接吹到。

吃太多凉的食物，也会使身体感到寒凉。特别是夏天，很容易光吃冷饮，应该加上一些温热的汤或者酱汤等，温暖一下身体。

还有，慢慢进入澡堂可以使身体内部体温上升，因为可以促进血流，所以会有消除肩痛的效果。

寒凉也是肩痛的原因

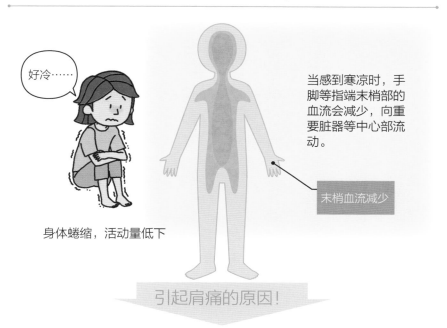

当感到寒凉时，手脚等指端末梢部的血流会减少，向重要脏器等中心部流动。

末梢血流减少

身体蜷缩，活动量低下

引起肩痛的原因！

预防身体寒凉的方法

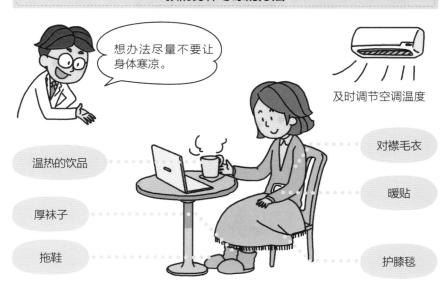

想办法尽量不要让身体寒凉。

及时调节空调温度

温热的饮品

厚袜子

拖鞋

对襟毛衣

暖贴

护膝毯

驾驶时，乘车时

开车时，很少会变化姿势，而且为了安全，常常持续性处于紧张状态，颈肩很容易疲乏。由于手握方向盘，手臂处于上抬状态，也加重了颈肩的负担。

开车时，调节座椅和方向盘的高度，尽量维持一个不易疲惫的姿势。

例如，活动驾驶座位，腰部深坐时，脚在不费力的情况下可以踩到刹车和油门踏板的位置。如果膝盖不伸直就够不到的话，说明太远了。膝盖轻度弯曲，膝盖向前凸出脚后跟适当的距离。

握方向盘时，太远太近都会产生疲劳。肘部轻度弯曲至合适的位置，调节背椅，在后背放一个靠垫比较好。

但是，无论什么样的姿势，长时间驾驶负担都会比较重。勤休息，到车外做做操，短距离走走，可以有效放松身体。在休息时，闭上双眼，活动眼球，来缓解眼睛的紧张。

即使不开车，长时间乘车，活动也会明显受限，也是会引起疲劳的。

乘坐飞机或者长途汽车等，使用护颈枕可以减轻颈部的负担。

座位狭窄时，又对周围有些顾虑，活动范围更容易窄小，适当拉伸，从座位上站起后活动活动，改善血液流通，缓解肌肉疲劳，也可预防急性肺栓塞。

乘车时想想办法

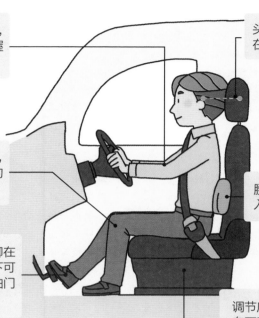

肘部轻微弯曲，能够不费力地握住方向盘

头部靠垫的中心在耳部高度处

膝盖轻微弯曲，髌骨在脚后跟的正上方

腰部正后方插入靠垫

腰部深坐时，脚在不费力的情况下可以踩到刹车和油门踏板的位置

调节座椅高度使头部在不动的情况下也能看到镜子和表

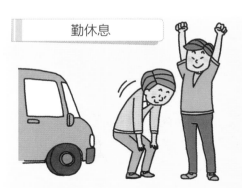

勤休息

拉伸放松身体，活动眼球

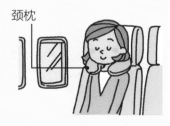

长途乘车时使用颈枕

颈枕

乘坐飞机、长途汽车等，想办法减轻颈部的负担

检查与肩痛相关的生活习惯

在生活中不经意间的动作、习惯、环境等与颈肩、背部酸痛等息息相关。试着重新评估一下我们的生活。

☐ 驼背
☐ 躺着看书、看电视
☐ 坐得浅
☐ 跷二郎腿
☐ 以手托腮
☐ 长时间使用电脑和手机
☐ 案头工作
☐ 很少外出
☐ 长时间坐着

☐ 厨房灶台或者水池高度不合适
☐ 椅子的高度不合适
☐ 枕头不合适
☐ 被子太重
☐ 过度使用肩部
☐ 进行剧烈运动
☐ 总是用一边手臂拿物品
☐ 眼镜不合适
☐ 牙齿咬合不齐

除了这些，想一想是否还有与颈肩、背部肌肉负担有关的类似习惯，能改善的事情请尽量改善。

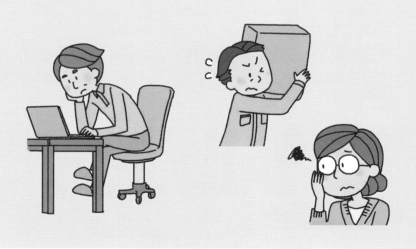

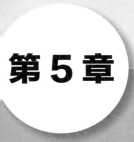

第5章

能自己进行的
酸痛疗法

为改善颈、肩、背部酸痛，下面介绍一下可以自己进行的一些拉伸方法或者体操。在合理的范围内，生活中即可采用。

促进血液流通的温热疗法

在保守治疗中已对温热疗法进行了一些介绍，在家中也可实施。

在关节外科，可用电流、远红外线、超短波（微波）等照射肩部使患部升温，改善血液流通，缓解肌肉僵硬。

在家里，可利用蒸好的毛巾或者一次性暖贴等，可以得到与在关节外科所做的温热疗法相近的效果。而且不用预约、去医院等，非常简单便利。

但是，如果是长期，一天几次越做越多，效果可能没那么明显。烫伤（包括低温烫伤）问题也要非常注意。肩痛严重的人，因为肩周感觉迟钝，尤其应特别注意。

一次性暖贴

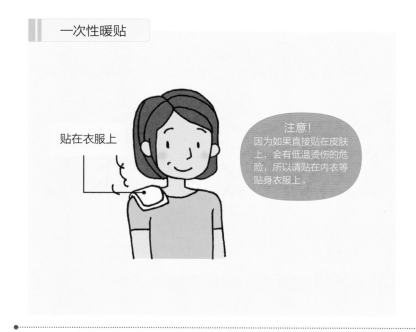

贴在衣服上

注意！
因为如果直接贴在皮肤上，会有低温烫伤的危险，所以请贴在内衣等贴身衣服上。

在家进行消除肩痛的温热疗法

热毛巾

将湿毛巾在微波炉里加热1分半钟

必要的物品
- 塑料袋
- 湿毛巾
- 干毛巾

将蒸好的毛巾放进塑料袋中

干燥的毛巾

注意！
为了防止低温烫伤，将蒸好的毛巾放入塑料袋中，再在肩上放一块干毛巾加热。

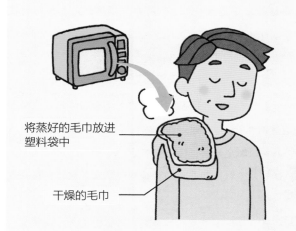

淋浴

在酸痛部位进行适宜温度的淋浴

达到感觉不到疼痛的程度

也有按摩的效果

注意！
过热、长时间持续淋浴的话，会有烫伤的危险。

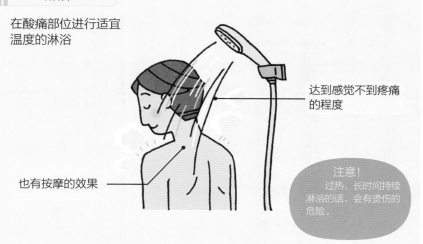

温热全身，促进血液流通的坐浴疗法

之前介绍的温热疗法是只温热肩周的局部疗法，如果温热整个身体，促进全身血液流通也会有消除肩痛的效果的。

促进全身血液流通最好的方法是坐浴。通过淋浴可以达到温热患部的效果，用浴缸则可以温热身体内部，促进血液流通，放松心情，对肩痛也有一定效果。

这里介绍的有效坐浴疗法有"半身浴"和"温冷交替浴"两种。

半身浴，顾名思义，加热的水（夏天38摄氏度左右，冬天40摄氏度左右）没过胸部以下。坐浴理想时间在20~30分钟。在寒冷的季节，可以用温毛巾盖在肩上，提前打开淋浴将浴室的温度升高，使肩部不冷。

进行半身浴的同时，还可以进行后面介绍的拉伸动作，缓解肌肉，使血液流通更加通畅。

还有，在坐浴时放松心情，由于副交感神经受到刺激体温上升，血液流通会通畅些。因此，使用喜欢的沐浴剂或者精油也是非常好的。

顺便说一下，想要放松时经常使用的精油中，有薰衣草、佛手柑、柑橘等精油。各种都试一试，最好找到自己喜欢适合自己的香薰。

温冷交替浴是热水和冷水进行交替的入浴法。

慢慢地浸泡在热水中，温暖身体，然后从浴缸中出去，用20摄氏度左右的稍冷水流从手脚到肩部淋浴，然后再次进入热水中，反复3~4次。因为血管反复地舒张收缩，身体就难以变热或者变冷。

有促进血液流通效果的坐浴方法

半身浴

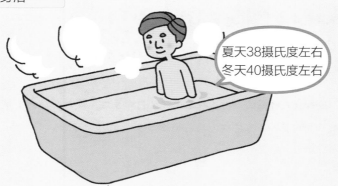

夏天38摄氏度左右
冬天40摄氏度左右

热水没过胸部以下，坐浴理想时间在 20~30 分钟。感到寒冷时，可以用温毛巾盖在肩上，提前打开淋浴将浴室的温度升高。

温冷交替浴

1 在身体温暖之前，在热水中慢慢浸泡（10 分钟）

2 从浴缸中出来，用 20 摄氏度左右的稍冷水流从手脚到肩部淋浴（5 分钟）

3 再次进入热水中

这样反复进行 3~4 次

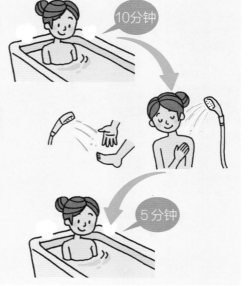

10分钟

5分钟

缓解肌肉紧张的拉伸方法

拉伸的基本原则是使肌肉充分伸展，消除紧张，提高柔韧性。

当感到肩痛时，首先拉伸颈部的肌肉。

进行腹式呼吸的同时，在承受程度内向左右缓慢伸展拉伸颈部肌肉。在拉伸的程度内拉伸，保持这个状态20~30秒钟，再转回原来位置。

肩部的拉伸

提高拉伸效果的知识点

- 动作缓慢进行
- 腹式呼吸的同时进行
- 在出现疼痛前伸展肌肉,保持这个姿势20~30秒钟

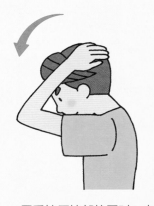

1 用手按压枕部的同时，向前方低头。

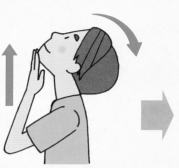

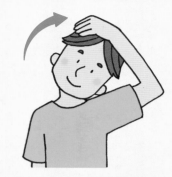

2 用指尖推下颚向上抬，同时向后仰头。

3 将左手放在右侧的颞部，牵引头部倾斜。缓慢地回到原来位置，右侧同样牵引。

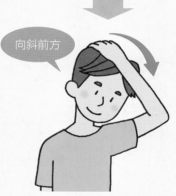

向斜前方

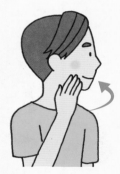

5 头部挺直，用右手推右颊，使头向左转。再缓慢地回到原位，同样地用左手使头向右转。这些时候，上半身始终都要保持面向正面的姿势。

4 将左手放在右侧枕部，向左斜前方牵引倾斜。缓慢地回到原来位置，右斜前方也是同样的牵引。

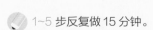 1~5 步反复做 15 分钟。

对于肩痛的人来说，活动肩部也许会伴有疼痛。但是如果不活动的话，血液流通不顺畅，肌肉也会紧张而更加难以活动。

进行肩部拉伸时，需要注意两点。

其一是活动时在不出现疼痛的范围内停住动作。

其二是不要太着急，动作要缓慢进行。突然地活动，恐怕会引起炎症，使病情恶化。

每日反复进行肩部的拉伸，一点一点地，活动幅度可变大。

肩部的上抬和下压

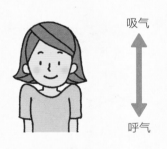

吸气

呼气

1 一边吸气一边快速上抬肩部。

2 一边呼气一边将肩部放下。

 1~2 步缓慢地重复 10 次。

肩胛骨的伸展

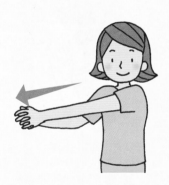

两手在胸前交叉，右手牵拉左手向右前方推出。这时，肩部得到充分地伸展。相反侧也同样操作。

 这样反复 2~3 次。

肩部的拉伸

绕肩

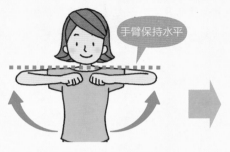

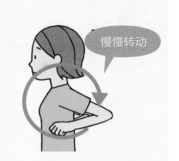

1 两肘弯曲，手臂上抬在一条水平线上。

2 用肘部顶端画一个大大的圆圈，幅度尽可能大，转动肩部。

 前后各转动 3 次。

肩关节的伸展

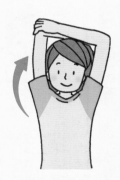

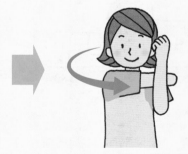

1 右臂笔直上抬肘部弯曲。左手手掌握住右肘，向左侧牵引。对侧同样牵引。

2 右臂肘部弯曲上抬至肩部水平。左臂压住右肘牵引身体转向。对侧同样进行。

背部和手臂的拉伸

　　背部和手臂肌肉紧张也会引发血液流通障碍，是肩痛的原因之一。特别是要伸展肱骨和脊柱（后背）、连接骨盆的背阔肌，缓解肩胛骨与脊柱相连起耸肩作用的斜方肌，消除肩痛。因为与颈肩的伸展相比活动幅度更大一些，所以请一定要注意周围环境的安全。

向前推肩

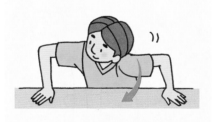

两只手掌放在桌子上，肘部大约弯曲 90 度。脸向右转同时左肩向前方推出的姿势保持 10 秒钟，再回位。右肩同样做。

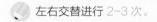 左右交替进行 2~3 次。

两侧上臂伸展

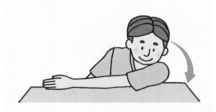

沿着桌子的边缘，将左臂伸直，上半身前倾将体重压在上臂的姿势保持 10 秒钟。右臂进行同样的动作。

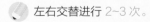 左右交替进行 2~3 次。

背部和手臂的拉伸

伸展前臂

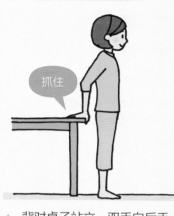

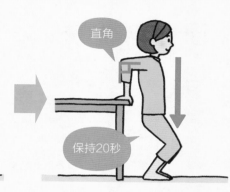

1 背对桌子站立，双手向后手掌放在桌子上，手指抓住桌子。

2 肘部弯成直角，腰部缓慢下降。

重复 2~3 次。

伸展上臂附加体重

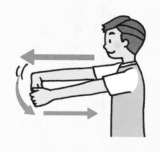

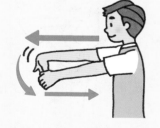

1 右臂上抬与肩同高，肘部不弯曲伸直向前，手背向下弯曲，用左手向身体侧牵引右手手背。

2 伸直右臂的手掌朝上，用左手向身体侧牵引。

左右交替进行 2~3 次。

增加肌肉力量训练预防酸痛

增加肌力也会消除肌肉疲劳，促进血液流通，轻松保持正确的姿势。肌力训练像伸展训练一样，没有必要每天都做。因为肌肉的构成成分——肌纤维需要在负重与休息反复交替下才会变粗。作为目标，隔一天休息一下，会使肌肉得到更有效的锻炼。

进行肌力训练的时间，开始时可以定下一天10~15分钟的目标。习惯之后可以以10~15分钟为一组，一天做3组。

按压归位训练 ①

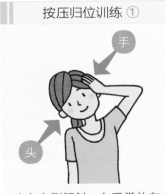

头向右侧倾斜，左手掌放在左侧头部。用左手按压头部，头部反向用力立刻回位。

按压归位训练 ②

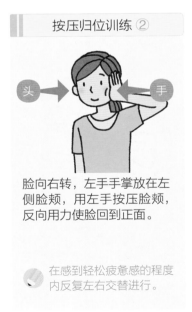

脸向右转，左手手掌放在左侧脸颊，用左手按压脸颊，反向用力使脸回到正面。

在感到轻松疲惫感的程度内反复左右交替进行。

颈部肌力锻炼

按压归位训练 ③

1 两手交叉放在额前。用交叉的手将头部向后方按压，头部反向用力向前方倾倒。

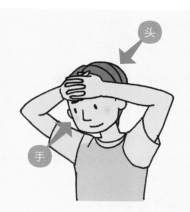

头

手

2 交叉的两手放在头部后。用交叉的手将头部向前方按压，相反头部反向用力，向后方倾倒。

在感到轻松疲惫感的程度内反复左右交替进行

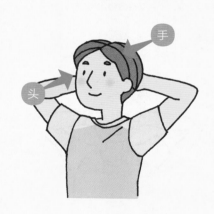

手

头

POINT 开始时由于肌肉过紧，很容易拉伤肌肉，如果在练习中感到痛苦千万不要继续坚持，适合自己的步调保持耐心才是最重要的。

增加肩、背部肌肉力量的训练

肩痛的最大原因是肩、背部覆盖的大片浅层肌肉（斜方肌、三角肌、背阔肌）紧张。锻炼这些肌肉，动作轻柔简单易行，之后就很难引起肩痛了。

肩胛骨在日常生活中活动幅度没有那么大。

最初的时候也许难以活动，但是在活动开始后渐渐地活动肩胛骨就会产生舒服的感觉。上臂的肌肉锻炼后，还能大幅减轻肩部的负担。还有，长时间面对电脑工作等引起的肩部、手臂疲劳也会减轻。

肩胛骨开闭训练

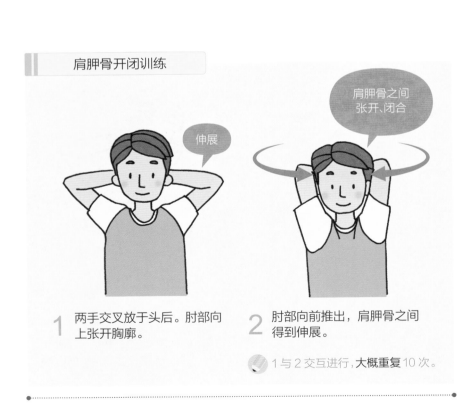

1 两手交叉放于头后。肘部向上张开胸廓。

2 肘部向前推出，肩胛骨之间得到伸展。

1 与 2 交互进行，**大概重复**10 次。

肩背部肌力训练

手臂向上抬

1 在地板上呈俯卧状态，两臂前伸。此时，脸朝前。

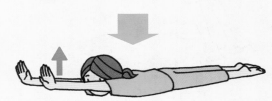

2 两臂从地板向上抬到最高，保持同样姿势数秒钟。

在感到轻微疲惫感的程度内重复进行。

胸部向上抬

1 俯卧在地板上，两手掌放在腋旁。此时，脸朝前。

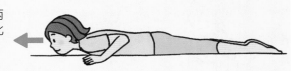

2 手臂和胸部同时离开地板向上抬到最高，保持同样姿势数秒钟。

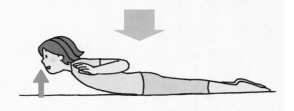

在感到轻微疲惫感的程度内重复进行。

肩胛骨向上向下运动

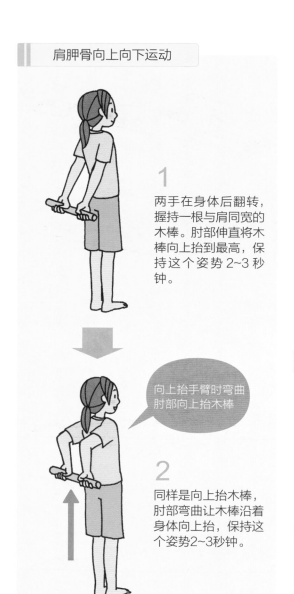

1
两手在身体后翻转，握持一根与肩同宽的木棒。肘部伸直将木棒向上抬到最高，保持这个姿势2~3秒钟。

向上抬手臂时弯曲肘部向上抬木棒

2
同样是向上抬木棒，肘部弯曲让木棒沿着身体向上抬，保持这个姿势2~3秒钟。

这样重复进行10次。

手掌合十

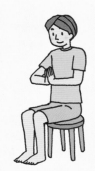

1
在椅子上坐得深些，伸展肌肉。两手手掌在胸前合十，肘部与手腕在同一水平线上。

手背相对

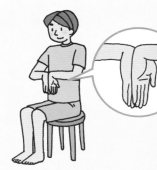

1
在椅子上坐得深些，伸展肌肉。两手指尖向下，在两手手背相对，肘部与手腕在同一水平线上。

肩背部肌力训练

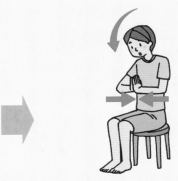

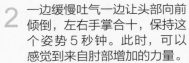

2 一边缓慢吐气一边让头部向前倾倒，左右手掌合十，保持这个姿势 5 秒钟。此时，可以感觉到来自肘部增加的力量。

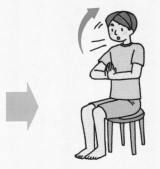

3 缓慢吸气，抬头，手掌放松。

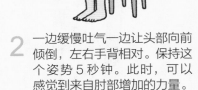

2 一边缓慢吐气一边让头部向前倾倒，左右手背相对。保持这个姿势 5 秒钟。此时，可以感觉到来自肘部增加的力量。

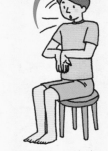

3 缓慢吸气，抬头，手背放松。

改善肩周炎的健身操

好好活动肩部的健身操

肩周炎是一种肩部疼痛，不能随意来活动的疾病。

在疼痛发作时，如果强迫活动会引起炎症，使病情恶化，因此一定不要勉强活动。

还有，虽说活动会痛苦，但如果长时间不活动的话，由于肌肉僵硬发紧（挛缩），就会更加难以活动。

要是疼痛在一定程度上减轻，症状恢复阶段可以相应地适度活动一下肩部及周围，预防肌肉挛缩。

为了预防因肩周炎导致肌肉萎缩，帮助恢复，特此介绍相关健身操。

急性期

刚发作时，疼痛剧烈时，还是保持静止比较重要。
不能活动手臂，可以进行行礼体操。

行礼体操

保持双手下垂，慢慢地深深鞠躬，在感到疼痛处静止1~2秒，然后起身。注意不要跌倒。

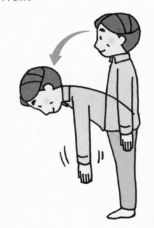

 重复10次。

积极活动肩部的健身操

慢性期

疼痛减轻时，可以稍微扩大可以活动的范围。

摆钟体操

将不疼的手放在台子上，支撑上半身的同时，轻轻弯腰站立。疼痛侧的手臂放松自然下垂。下垂的手不要用力，顺时针画直径 40~50 厘米的圆。

 画圆大约10次左右。

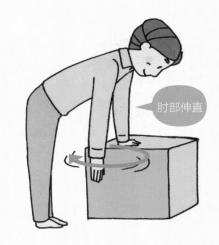

肘部伸直

缓解僵硬体操

保持坐姿，用对侧手握住疼痛的手的手腕向前牵引。触碰视线前方的目标，与目标之间的距离应该稍微远一些。扩大肩部的活动范围。

 在感觉不到任何疼痛的程度内扩大活动范围。

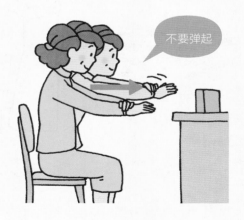

不要弹起

疼痛治愈后，应进行积极的运动和拉伸。目标是左右手能够做同样的动作。

手臂交叉体操

在头上方手交叉，肘部打开，合上。

 重复10次。

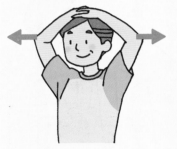 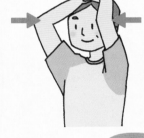

解除僵硬
加强版体操

在距离结实的柱子或墙壁40~50厘米处站立。将难以活动的手放在墙壁上，放松肩部，身体倚靠在上面。如果此时还做不到这个姿势，可以将对侧的手放在与脸同高处，来支撑体重。在感到轻微疼痛时停留 3~4秒。

 重复10次。

保持
3~4秒钟

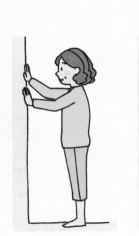 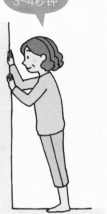

 为了帮助肩周炎恢复，健身操的关键是不要过于用力，循序渐进扩大可活动范围。

为了肩周炎的恢复

肩周炎的症状发作时，在日常生活中会产生很多不便。

为了不使症状恶化，必须想办法减轻肩部的负担。

尽量避免用疼痛的手臂提物品。

穿衣服时，活动困难的手先穿，脱衣服的时候后脱。

睡觉时，肩部和肘部下面放置一卷毛巾或者小的靠垫。

可以穿上护具或者衣服避免患部着凉，缓慢进入浴室温暖身体。

睡觉时的方法

睡觉时，在肩部和肘部放一块靠垫或者对折的被子。

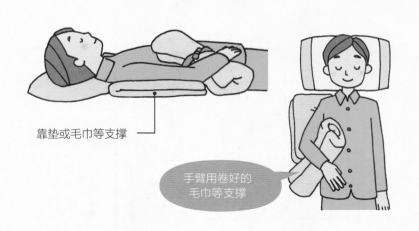

靠垫或毛巾等支撑

手臂用卷好的
毛巾等支撑

预防肩痛的健身操

做简单的健身操来预防肩痛

为了预防肩痛，可以积极地做些健身操。健身操有促进血液流通，缓解肌肉疲劳，放松身心的效果。

虽说是健身操，但是也没有必要做一些高难度、特殊的动作。利用在读书或者工作的间歇，看电视的时候等一些零碎时间，难以转换心情时做一做比较好。

长时间保持同一姿势、运动不足等容易引起肩痛的生活习惯也可以通过健身操消除。

在这里我们来介绍一下短时间内简单易学的健身操。不需要什么工具，在室内就可简单进行。

要点是突然用力，然后再快速放松。

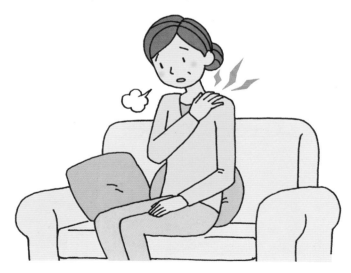

预防肩痛的健身操

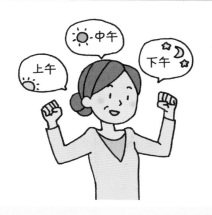

健身操，有消除酸痛促进血液流通放松身心的效果。难以转换心情时，在上午、中午、下午做3次。

1　用力耸肩向上，然后快速放松肩部下降。

　　重复5次。

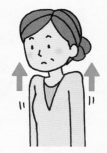
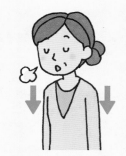

2　肘部张开,两手臂展开,将左右的肩胛骨向正中挤压。

　　重复5次。

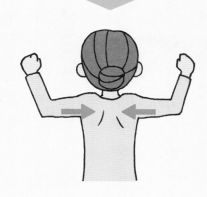

143

3 两手掌在胸前合十，用力向两侧分离肩胛骨。

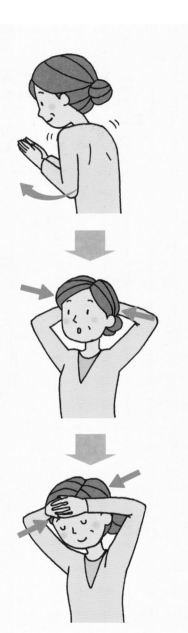

🕐 重复5次。

4 两手交叉，放于枕部，手和头部相互挤压。张开肘部，注意头部位置不能动。

🕐 重复5次。

5 两手交叉放于额前，肘部张开，手和头部相互挤压。

🕐 重复5次。

6 肘部呈向旁边张开的状态，手掌放于头侧部，手和头部相互挤压。注意保持头部位置不动。

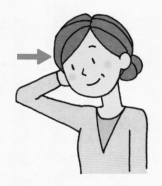

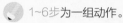 左右各重复5次。

 1~6步为一组动作。

- 没有充足时间时,不必做全部动作,只做几个自己喜欢的动作即可。
- 比起一次性做很多组动作,勤做几次,对肩痛的预防效果更好。

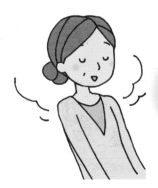

突然用力时，虽然有弹性，也有可能使肌肉受伤。不用强迫自己，尽力而为，习惯就好。

 疼痛发作时不要勉强，休息一下，缓慢地不用蛮力进行。

不要忽视肩痛

很多人在日常生活中被肩痛所困扰。

因为没有什么频发症状，很多人也已经习惯了肩痛。

但是，在本书目前所提到的讲解中，颈肩、背部酸痛发作时都有原因。

如果持续性肩痛，那么重新评估一下自己的生活习惯就显得非常重要。姿势、运动不足、精神压力，以及饮食、睡眠等，改善能够改善的地方，切断肩痛的恶性循环。

还要注意症状的变化，肩痛伴随的其他症状也是很重要的。因为有可能是其他疾病引起的症状。要留心自己身体发出的信号。

再有应注意轻微的不适感引起肩痛的那些事情。鞋子磨脚、眼睛不适、贫血及其他小状况，当消除这些不适后，肩痛也是可以治愈的。

预防肩痛的生活方式，也是降低其他疾病风险的健康生活方式。

希望大家对自己身体发出的信号敏感些，努力过上健康的生活。

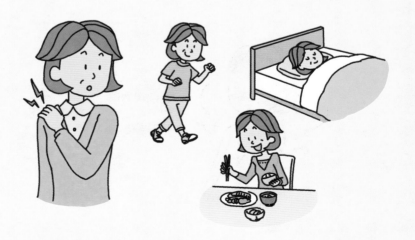

参 考 文 献

● 《快速理解 消除颈肩酸痛的方法》
　　手塚正树 主编 （法研）

● 《超级图解　颈痛·肩痛·背痛》
　　星川吉光 主编 （法研）

● 《超级图解 腰痛·关节痛》
　　柳本繁　冈田英次朗 主编 （法研）

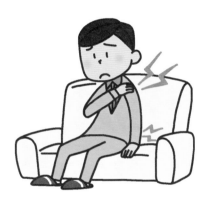

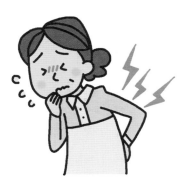

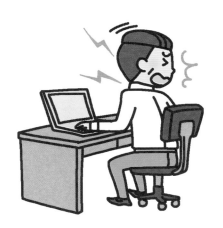